채식의 배반 육식의 기적

육식혁명
카니보어

채식의 배반 육식의 기적

육식혁명
카니보어

이소미 · 김근형 지음 | 이영훈 감수

바이북스
ByBooks

"

문명인은 스스로 음식을 생산할 만큼 영리한 유일한 동물이고,
그것을 먹을 만큼 어리석은 유일한 동물이다.

"

- 배리 그로브스Barry Groves -

철석같이 믿었던 건강 상식의 배반을 깨닫고
뒤늦게 식물 독소의 폐해를 알아차린 이유를
'삶은 개구리 증후군Boiled frog syndrome'으로
설명할 수 있을까?
개구리를 뜨거운 물에 넣으면 바로 뛰쳐나오지만
천천히 달궈지는 가마솥 안 개구리는 곧 닥칠 위험을 모르고
우물거리다 삶아져 죽음을 맞이한다.
식물 독소와 식용유의 심각한 위해를 깨닫지 못하거나
애써 외면하다가 독성으로 인한 증상이
서서히 진행되어 만성질환의 발병과 같은
큰 화를 당하고 나서야 "앗! 뜨거" 하는 꼴과 같다.

- 이소미 -

진짜 카니보어 식단이 담긴
생생한 경험을 만나라

기능의학 의사 **이영훈** 원장

카니보어식을 널리 알리는 해외 동료들

2017년 나는 나의 저탄고지 멘토인 제프리 거버 선생님을 만나뵐 겸, 저와 같이 저탄고지를 공부하는 한국 전문가분들과 샌디에이고에서 열리는 〈Low Carb USA〉라는 학회에 참석하러 미국에 갔었습니다. 당시 나는 내가 운영하는 카페 커뮤니티의 운영진들과 '무가당'이라고 하는 저탄수화물식에 대한 매거진의 발간을 준비하고 있을 때라, 학회장에서 식단을 하시는 많은 분들과 인터뷰를 나눴습니다.

그중에 나는 벤자민 쿠오라고 하는 동양계 미국인과 오랜 시간 인터뷰를 진행했습니다. 그는 거버 선생님 클리닉을 통해 저탄고지를 접했고, 이후로 저탄고지 컨퍼런스들을 크루로 참여하면서 자신이 얼마나 건강했는지 알리는 역할을 하고 있다고 했습니다. 그때 벤자민은 "나는 이제 더 앞서나가는 것을 실험해보고 있다. 그것은 팔레오식과 키토제닉 다이어트의 커넥션이다. 많은 동료들이 함께하고 있고, 나는 이것이 건강식의 정답이라고 생각한다"고 했습니다.

저탄고지의 기본도 역시 클린한 자연식을 먹는 것이 전제이기는 하지만, 현실은 그 학회의 대표자가 'Eat more bacon'이 쓰인 티셔츠를 입고 다니고 있었으니 아직 클린식에 대한 인식이 그렇게 확고해지지는 않았습니다. 아울러 한국은 방탄커피와 키토 가공식품 산업 태동의 해가 2017년도였으니까요.

카니보어 식단에 절실한 사람들

벤자민 쿠오를 그다음에 만났던 건 그로부터 2년 뒤 덴버 옆 작은 소도시 볼더에서였습니다. 볼더는 원래부터 대체의학이 상당히 발달한 동네로 유명합니다. 그 볼더에서 제1회 카니보어 컨퍼런스가 열렸고, 그곳에서 그를 다시 만나게 되었지요. 역시나 그는 그곳에서도 크루로 활동하고 있었습니다.

인상적인 점은 그들과 함께한다는 그 사람들을 학회장에서 한 번에 만나게 된 것이에요. 그중에서는 카니보어로 40kg 이상을 감량한 분도 있었고, 뇌전증 환자로 키토제닉 후에도 간간이 작은 발작들이 있었는데, 카니보어를 한 후 한 번도 발작이 없어 보호견이 반려견이 되었다는 분도 있었습니다. 그리고 그들 중에는 조던 피터슨의 딸인 미하엘라 피터슨도 있었습니다.

그들을 만나면서 당시 우리나라에서 저탄고지 하는 분들, 그리고 카니보어 식단이라는 것을 한다는 분들과 비교되는 가장 큰 한 가지가 있었습니다. 그들은 식단을 하는 것에 매우 진지했고, 그것을 어기는 것을 매우 견디기 힘들어했으며, 평생의 식단이라고 확고히 생각한다는 것이었습니다. 그만큼 그들에게는 저탄고지에서 카니보어 식단으로 넘어가야 했을 만한 절실함이 있었다는 느낌이 강하게 들었습니다.

진짜 카니보어 식단의 핵심

한편 2017년 이후로 우리나라에도 카니보어 유행이 있었습니다. 명목은 '장의 치료'라는 다소 애매한 단어였지만, 실제로는 체중감량 목표 돌파를 위한 고기만 먹는 무탄수식 정도의 개념이었습니다. 제가 미국에서 봤던 카니보어 식단과는 사실 많은 차이가 있었지요.

그런데 우리나라에서도 절실함과 진지함으로 식단을 해나가는 사람들이 있었습니다. 이 책의 저자도 오랫동안 자기 몸의 치유를 위해 저탄고지를 하셨던 분이고, 카니보어를 마주하면서 본인의 건강을 되찾게 되었습니다. 책을 읽는 우리는 그 글의 이면에서 저자가 그동안 걸어왔던 절실함의 발자국을 이해할 필요가 있습니다.

이 책은 그런 절실함의 과정을 녹여 만들어진 잘 짜인 하나의 카니보어 가이드북입니다. 카니보어 식단이라는 것을 하고 싶은 분들이라면, 인터넷에 유행하는 카니보어의 정보만으로 '장치료를 해야 되니, 살을 빨리 빼야 하니, 짧게 경험해보지' 하는 마음보다. 이 책에 있는 진짜 카니보어 식단의 핵심을 알고, 하나씩 내 생활에 녹여가면서 바꾸어 가보시는 건 어떨까 싶습니다.

각자의 몸의 상황이 제각각이라 카니보어 식단이 모두에게 다 잘 맞다고 보기는 어렵겠지만, 당신의 건강의 방향성을 잡는 데 하나의 길잡이가 되어줄 책이 될 것임은 확신합니다. 음식을 통해 건강하고 싶다면, 그리고 그동안의 건강 상식들을 새로운 정보들로 리셋하고 싶다면, 이 책《육식 혁명 카니보어》를 읽어보시길 권합니다.

건강 상식을 배반하고
건강을 얻다

가스레인지 불 위에서 세 개의 팬이 달궈지고 있다. 얼마 지나지 않아서 달궈진 팬에 차례로 염지한 삼겹살과 미리 만들어둔 양고기 패티를 올린다. '촤악' 하는 소리와 함께 고기가 익기 시작한다. 고기 표면이 바삭하고 노릇하게 익어가는 모습을 보면서 세 개의 팬 중 마지막 팬에 버터를 넉넉히 두른다. '치익' 하는 소리에 식욕이 솟구친다. 버터의 풍미를 음미하며 계란 3~4개를 경쾌하게 깨어 넣고 호텔 조식에나 나올 법한 근사한 스크램블을 만든다.

이 광경은 특별한 날의 저녁 식사가 아니라, 평소 출근 전 아침 상차림 모습이다. 남편의 아침 식사로 지방이 풍부한 고기와 버터를 녹인 스크램블을 준비하면서 출근해서 먹을 나의 점심 도시락도 싼다. 냉장고에는 저녁에 먹을 소고기 등심이 들어 있다. 보통의 상식으로는 경악할 만한 식단일 것이다. 기름진 고기와 포화지방 가득한 버터가 주를 이루는 내 아침 식단을 직접 마주한다면 말이다.

현재 내 몸 상태를 말하자면, 나는 고도 비만 환자도 아니며 혈관 질환, 대사장애도 없다. 나는 키 161cm에 몸무게 45kg이다. 오히려 표준체중보다도 낮은 몸무게와 현대의학에서 질병을 판단하는 지표가 되는 건강검진상의 모든 수치도 정상이다.

하지만 나는 몇 년 전만 해도 아침에 눈을 뜨는 것조차 힘들어 이대로 죽었으면 좋겠다고 생각할 만큼 피로가 극심했다. 그랬던 내가 육식 위주 식단을 시작하고 경험한 다소 믿기 힘든 건강 회복 이야기는 다들 놀랄 정도로 극적이다.

나이가 마흔이 넘어가면서 몸 상태가 예전 같지 않았다. 돌아가면서 아픈 데가 생기기 시작했다. 간호학을 전공했고 더군다나 직업이 보건교사인 나는 누구보다 건강관리에 자신이 있었다. 몸 상태가 좋지 않을수록 운동도 열심히 하고, 기존 상식에 기반한 채소 위주의 건강한 밥상 철학도 철저히 지켰다. 그러나 만성적인 피로감과 함께 몸 이곳저곳에 퍼지는 염증은 심해지기만 했다. 분명히 누구나 지지할 만한 건강 식단이었음에도 건강은 오히려 악화할 뿐이었다. 어느덧 증상은 견디기 힘들 정도로 극심해졌고 나는 거듭된 좌절과 절망감에 자포자기하기에 이르렀다.

그러다 우연히 TV 방송에서 기존 의학상식을 완전히 뒤엎는 식단을 접하게 되었다. 나는 지푸라기라도 잡는 심정으로 즉시 식단에 적용했고, 단 1주일 만에 긍정적인 반응이 즉각 나타났다. 새벽 5시가 되면 눈이 번쩍 떠졌고 맑은 에너지가 충만해서 매일 아침 규칙적인 운동까지 시작하게 되었다. 붓기와 체중도 줄어들었다. 내 몸으로 체험한 이 변화에 나는 우리가 알고 있던 기존의 건강 식단을 의심하게 되었다. 이때부터 육식 위주로 식습관을 바꿔보면서 내 몸 상태를 확인했는데 결과는 놀라웠다.

나의 식단 공부는 이렇게 시작되었다.

내가 이 책에서 전하고자 하는 식단은 태곳적부터 전해 내려오는 인류의 전통적인 식단이다. 나는 인류의 전통 식단을 통해서 선조들의 건강한 삶과 지혜로운 생활습관까지도 더불어 얻을 수 있었다.

원시부족 식단을 현대인의 삶에 자연스럽게 접목하는 과정은 시행착오가 필요했다. 고기와 내장을 주로 섭취하는 식습관에 대한 오해와 편견 또한 넘어야 할 벽이었다. 하지만 내가 나를 시험해가며 얻어낸 경험적 성과는 누구도 부인할 수 없는 증거다. 나는 원시부족 식단으로 수년간 나를 괴롭혀왔던 몸의 문제를 해결했다.

종종 나에게 식단에 대해서 구체적인 답을 원하는 사람들이 찾아온다. 과거에 내가 그랬던 것처럼 찾아오는 이들은 저마다의 건강 문제를 갖고 있으며, 극심한 고통을 호소한다. 누구나 건강하고 활력이 넘치는 삶을 원하기에 건강해지려 노력한다. 하지만 나는 알려주고 싶다. 당신의 노력이 오히려 당신 자신을 망칠 수 있다는 사실을 말이다. 우리가 지금껏 옳다고 믿어온 상식을 배반하는 이야기를 독자들은 이 책에서 확인하게 될 것이다.

내가 아침에 눈 뜨는 것조차 힘들어 죽는 게 낫겠다고 생각하며 고통받던 시절부터, 건강을 회복하기 위해 겪은 우여곡절의 시간, 결국에는 최상의 몸 상태와 최적의 라이프 스타일을 내 삶에 안착시키기까지의 변화와 성장 과정을 꼼꼼히 공유하고자 한다.

이 책을 쓰는 동안 남편 김근형이 무수한 해외 자료를 분석하고 번역하는 등, 지대한 도움을 주었고 일부 내용의 집필에도 참여해 공동의 저작물임을 밝히며 감사를 전한다. 우리 두 사람의 노력만큼 독자 여러분이 이 책을 통해 전통 식단을 제대로 이해하고 삶에 받아들여 건강하고 아름다운 삶을 살아가길 소망한다.

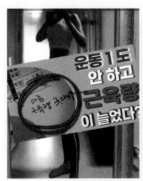 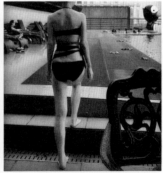

저자의 유튜브 영상 중에서

차례

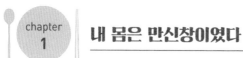

내 몸은 만신창이었다

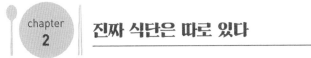

chapter 2

진짜 식단은 따로 있다

chapter
3

라이프 스타일 혁명

선택의 자유를 누려라

절실한 이들을 위한 난치병 극복 가이드

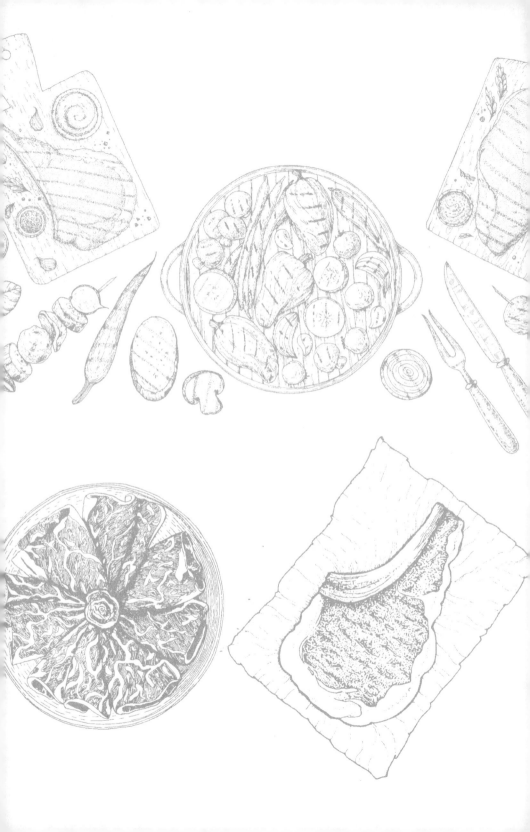

chapter 1

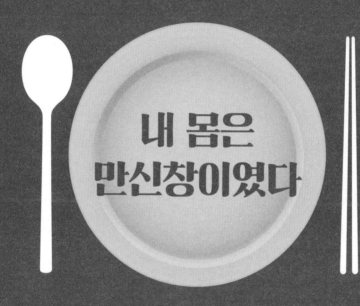

내 몸은
만신창이었다

병원에서
굴욕감을 느끼다

　시쳇말로 '굴욕의자'라고 불리는 산부인과 진료대에서 보통의 여자가 의식이 있는 상태에서 초음파를 보거나 진찰을 하다 보면 불편하기도 하고 민망하기 그지없다. 그래서 나는 가능한 미루고 미루다가 불편해서 견딜 수 없을 때 병원을 찾는 편이었다. 지금은 2년에 한번 국민건강보험공단의 자궁경부암 검사를 하기 위해 산부인과를 방문하지만 이마저도 산부인과 진찰대에서 쇄석위 자세*를 취하는 것은 여전히 편치 않다.

　그럼에도 불구하고 40세가 넘어가면서 생리만 끝나면 질염이 생겨서 매달 산부인과를 가게 되어 여간 성가신 게 아니던 어느 날, "또 왔어요?" 하고 남자 산부인과 의사가 진료실에서 퉁명스럽게 나무라듯 건넨 인사말에 나는 굴욕감, 모욕감, 수치심 등 표현할 수 있는 말

＊여성의 회음부 및 자궁경부 등 진찰이 필요한 부위에 시각적·물리적 접근이 용이하다는 장점이 있어서 다리를 벌리고 고정하는 검진 자세

로는 부족한 모멸감을 느꼈다. 진료를 마치고 집으로 돌아오는 길에 눈물이 났다. 아픈 것도 힘들고, 아파서 겪게 되는 일련의 경험들도 서러웠다. 그날 밤 "또 왔어요?"라는 의사의 말이 계속 귓가에 맴돌았다. 당황스러움과 불편함을 표현하지 못한 후회로 이불 킥을 여러 번 했다.

몸은 점점 아픈데 뾰족한 수가 없었다

그랬다. 내 나이가 40살쯤 되면서 몸 컨디션이 예전 같지 않고 아픈 데가 하나둘 생기면서 병원을 찾게 되는 날이 잦아졌다. 몸 상태가 좋지 않을수록 운동도 더 열심히 하고 기존 의학상식에 기반한 식단도 더 철저히 지켰지만, 그럴수록 만성적인 피로감과 만성적인 염증 증상이 점점 심해져만 갔다. 그 증상들로는 소화불량과 풍선같이 부풀어 오르는 아랫배 복부팽만, 잦은 트림, 반복되는 변비와 설사, 위장관 질환이 의심되는 짜장면 소스 같은 형태의 변이 있었고, 고약한 냄새기 니는 잦은 방귀에 남편이 아무 말 없이 창문을 열 때마다 미안하고 부끄러웠다.

무엇보다 고통스러웠던 것은 식체 증상과 함께 동반되는 극심한 두통이었는데, 두통약을 아무리 먹어도 해결되지 않는 이 두통은 열 손가락을 바늘로 따야만 겨우 완화되었다. 그 증상은 점점 심해져서 남편이 내 열 손가락을 사혈침으로 거의 매일 찔러 사혈하는 일이 반복되었다.

만성적인 알러지성 결막염으로 눈을 비비는 일이 잦았고 특히 환절기에는 빨간 눈과 함께 연거푸 해대는 재채기와 콧물이 줄줄 흐르는 비염을 달고 살았다. 한날은 가려운 눈을 너무 비벼대서 한쪽 눈의 결막이 벗겨지는 바람에 일시적으로 시력을 잃고 병원 신세를 져야 했다.

얼굴 피부는 지루성 피부염이 점점 심해져서 하얀 각질이 매일매일 벗겨지고, 염증을 상징하는 듯한 붉은 혈색에 크고 작은 뾰루지 때문에 어떤 화장품을 발라도 따가워서 화장하는 것은 고통이었다. 화장을 꼭 해야만 하는 날에도 화장이 들뜨고 안 한 것만 못한 것 같아서 지웠다 다시 하기를 반복하다가 망연자실하고 무척 속상했다. 얼굴뿐 아니라 온몸에서 떨어지는 하얀 각질, 아무 이유 없이 생기는 손가락과 발가락의 습진, 날이 갈수록 심해지는 상·하체 사이즈의 불균형, 점점 보기 흉해지는 허벅지와 엉덩이의 셀룰라이트… 내 몸이 뭔가 심상치 않다는 불안감이 밀려왔다.

지인과의 식사 약속을 취소하고 병원을 가야 하는 일이 종종 생겼다. 무기력과 피로감은 점점 심해져서 퇴근하면 가방만 내려놓고 옷도 갈아입지 못한 채 침대에 누워 꼼짝달싹도 하기 싫었다. 아침에 눈 뜨기가 너무 힘들어서 '이대로 죽었으면 좋겠다'고 생각하기도 했다. 고통스러운 신체적 증상이 스멀스멀 나타나면서 우울감과 불안감에 잠식당하는 듯했다. 그야말로 삶의 질이 바닥을 기었다.

내가 보건교사인데…

건강이란 자신의 능력을
최대한 발휘할 수 있는 상태

나는 간호학을 전공하고 종합병원에서 임상 간호사로 일하다가 지금은 고등학교 보건교사로서 학생들을 지도하고 있다. 학기 초 첫 수업시간에 다루는 내용은 건강에 대한 개념이다. WHO세계보건기구는 건강을 '질병이나 불구가 없을 뿐 아니라 신체적·정신적·사회적으로 완전히 안녕한 상태'로 정의하지만, 나는 더 나아가 '자신의 능력을 최대한 발휘할 수 있는 상태'라고 학생들에게 강조한다.

이러한 내 생각에는 나름의 이유가 있는데, 나의 지인은 명문고에 명문대를 졸업했다. 하지만 그는 학창시절 내내 지각을 밥 먹듯이 했고, 쉬는 시간에는 엎드려 자는 것이 다반사였다. 그러니 친구들은 그가 타고난 수재라고 생각했다. 그런데 사실 그에게는 그만한 이유가 있었다. 중학교 때부터 시작된 불면증과 병원 검사로는 알 수 없는 극심한 피로감 때문에 일상생활을 정상적으로 할 수 없었다고 한다.

치료를 위해 양방, 한방, 대체요법을 가리지 않고 전전했지만 소용 없었다. 주변의 오해를 풀려고 본인의 상태에 대해 하소연이라도 할 라치면 그저 변명으로 치부당하기 일쑤였기 때문에 홀로 투병하며 외로운 학창시절을 보내야 했다. 그는 2~30대를 투병하며 허송세월했고, 우여곡절 끝에 40대가 되어서야 건강상의 문제를 해결하고 새로운 삶을 살고 있다. 안타까운 일이다. 아무리 뛰어난 능력이 있다 해도 그것을 발휘할 수 없는 몸 상태라면 재능은 무의미하다.

상식에 기반한 건강식이 몸을 망치다

나 또한 불과 몇 년 전에는 마찬가지였다. 신체적·정신적·사회적으로 전혀 안녕한 상태가 아니었고 자신의 능력을 최대한 발휘할 수 있는 상태는 더더욱 아니었다. 그런 상태로 학생들에게 건강을 교육해야 하는 상황이 심적으로 매우 힘들었다. 그래서 나는 알고 있는 온갖 건강상식을 동원해서 내 삶에 적용했다. 한동안 도보로 왕복 2시간 가까운 거리를 매일 걷거나 자전거를 타고 출·퇴근을 하기도 하고, 규칙적으로 요가와 수영을 하기도 했다. 헬스장도 다녀보고 등산도 자주 다녔다.

기존 의학 상식에 충실한 식단도 철저하게 지켰다. 특히 김치찌개, 비빔밥, 각종 나물, 각종 쌈, 된장찌개, 잡채, 두부 요리, 묵은지 고등어

찜까지 건강식이라고 우리가 믿어온 한식을 무척 좋아했다. 몸에 좋지 않다는 포화지방이 많은 고기는 어렸을 때부터 좋아하지 않았다. 고기를 먹는 기회는 일 년에 몇 번 있는 회식이 전부였다.

당시에도 나는 과자, 탄산음료, 패스트푸드, 밀가루 음식 등 가공식품은 거의 먹지 않았고, 튀김 음식도 자제했다. 이런 강박적이고 집착적인 노력에도 불구하고 몸 상태는 계속 나빠졌다. 이때까지만 해도 나는 상식에 기반한 건강식이 몸을 망치는 문제의 근원이라고는 상상조차 하지 못했다.

노력해도 건강이 나아질 기미가 보이질 않으니 결국에는 원래 나이가 들면 아픈 게 당연하다는 식으로 나 자신을 탓하며 체념하고 합리화하기 시작했다. 증상이 심해질 때마다 병원을 찾고, 약물에 의존해서 통증을 견디는 말 그대로 죽지 못해 사는 삶이 계속되었다. 그러다가 어쩌면 암과 같은 무서운 병에 노출될지도 모를 일이었다.

당시 나는 내가 사랑하는 사람들을 참 불편하게 했다. 특히 가족에게 감정을 다스리지 못해 있는 대로 성질을 많이도 부렸다. 직장을 다니는 게 힘겨워서 아침 출근길마다 소가 도살장에 끌려가는 기분이라는 말로 노래를 불렀다. 몸 상태가 엉망이다 보니 직장에서도 책임을 다하지 못한다는 자책에 빠지곤 했다. 그야말로 최악의 상태였다.

극심한 피로감을 어떻게든 이겨보려고 결국 첨가물 가득한 초콜릿 과자를 수시로 먹기 시작했고, 강박적으로 열심히 했던 운동도 소홀해졌다. 희망을 놓아버리자 악순환의 고리에 꿰인 나는 급속도로 망가져 갔다.

앗! 이거다

지방의 누명이 벗겨지다

2016년 9월을 정확히 기억한다. 대한민국에서 매우 이례적인 지진이 발생한 때이기도 하지만, 내게는 지진보다 충격적인 사실을 확인한 날이기 때문이다. 내가 알고 있던 식단에 대한 상식이 완전히 무너진 날이다.

이날 본 〈지방의 누명〉이라는 TV 프로그램에서 서양에서는 키토제닉 다이어트, LCHF 다이어트, 또 펠리오 다이어트라고 불리고, 일본에서는 당질제한 다이어트라고 불리는 저탄수화물 고지방 식단을 소개했다. 다이어트에 관심이 있는 사람이라면 탄수화물의 지나친 섭취가 건강과 몸매를 망친다는 것을 어느 정도는 알고 있다. 그래서 그들은 탄수화물을 자제하고 일반적인 다이어트 식품으로 알려진 '닭고야', 즉 닭가슴살, 고구마와 같은 칼로리가 적은 탄수화물 그리고 야채 위주로 섭취하려고 한다.

그런데 이 프로그램에서 말하는 저탄수화물 고지방 식단에서는 저탄수화물을 기본으로 닭고야 대신, 살을 찌우고 혈관에 쌓여 각종 질환을 일으킨다고 알려져 있는 '지방'을 섭취하면, 건강을 개선하면서도 체중감량을 할 수 있다고 주장한다. 이러한 주장과 근거는 지방의 과다 섭취가 많은 질병의 원인이라고 알고 있었던 나를 비롯한 다수의 사람들에게 큰 충격과 반향을 일으켰다.

또한 탄수화물 과다섭취의 부작용은 비단 비만뿐만 아니라 체내 혈당을 올려서 인슐린 과다 분비를 초래해, 피하지방과 내장지방을 축적시키며, 혈관 내에 중성지방의 비중을 높여 혈관 건강을 해치고, 이로 인해 중풍 등의 뇌혈관 질환은 물론이고 심근경색, 협심증 등의 심혈관계 질환을 유발한다고 주장한다. 지금까지 비만과 혈관 질환의 주범이라고 생각했던 지방이 사실은 탄수화물, 특히 설탕과 각종 가공식품을 대신해 누명을 쓰고 있었으며, 체중을 줄이고 건강을 증진시키려면 탄수화물이 빠진 빈자리를 지방으로 채우라고 권한다.

무너지고 있는 지질가설

한국영양학회가 정한 3대 영양소의 이상적인 섭취 비율은 탄수화물 60%, 단백질 15%, 지방 25%로 탄수화물 섭취 비중이 가장 높다. 이에 비해 저탄수화물 고지방식은 전체 칼로리에서 탄수화물 섭취 비율을 15% 이하로 제한하며, 권장하는 지방 섭취 비율이 50%를 넘어

선다. 또한 지방은 왜 누명을 쓰게 되었는지, 지방의 숨겨진 진실은 무엇인지 우리가 잘 몰랐던 지방에 대한 정보도 알 수 있었다.

1969년 아이젠하워 대통령이 심장마비로 사망하는 사건으로 인해 심장병의 공포가 확산되고 있을 때, 앤셀 키스 박사가 '음식으로 섭취하는 포화지방이 혈중 콜레스테롤 수치를 상승시키고 그 결과 심혈관계 질환이 발생한다'는 이른바 '지질脂質가설'을 주창했다. 앤셀 키스는 이 가설을 미국, 일본, 핀란드, 네덜란드, 이탈리아 등을 대상으로 한 '7개국 연구'로 입증했지만, 사실은 그가 수집한 22개국의 자료 중 15개국 자료는 배제하고, 그의 가설과 일치하는 7개국 자료만 선택했다.

현재는 잘못된 논문으로 밝혀진 엔셀 키스 박사의 지질가설을 근거로 미국식생활위원회Senate Committee on Nutrition and Human Needs는 1980년에 권장 식단을 발표했다. 복합 탄수화물과 천연 당분의 섭취는 늘리고, 지방의 섭취량은 줄일 것, 그리고 포화지방을 총섭취열량의 10%로 제한해야 한다는 내용이다.

발표된 지 고작 50년도 되지 않은 이 권장 식단이 지금은 매우 당연하고 확고한 상식으로 여겨지지만, 육식을 해왔던 오랜 인류의 식생활 역사에서 보면 오히려 매우 낯선 식단이다. 그러나 제대로 검증되지 않은 이 식단이 권장 식단으로 발표된 이후 식품산업은 지방이 적은 음식을 만들고 마케팅을 하기 시작했다. 지방을 뺀 다음 설탕을 집어넣었다. 우리가 알 수 없는 첨가물이 잔뜩 들어간 질 낮은 가공지방이 오래전부터 인류가 먹어 온 동물성 포화지방을 대신했다. 그리고 질 낮은 지방의 과다섭취로 인한 폐해는 지방에 누명을 덧씌우는 꼴이 되었다. 질 낮은 정도가 아닌, 누군가 독극물이라고 표현하는 식물성 씨앗기름은 뒤에서 자세히 다룰 것이다.

당질제한식의 효과

《건강의 비결 NO! 탄수화물》의 저자인 일본의 내과 전문의 와타나베 노부유키 원장은 무병, 장수마을이었던 오키나와에 비만 인구가 늘고 대사질환이 늘어난 것은 교통의 발달과 함께 외지의 식문화가 들어오기 시작하면서 육식 중심의 오키나와 전통식을 버리고 본토식을 받아들인 식습관의 변화와 무관하지 않다고 주장한다.

와타나베 원장은 당질제한식으로 비만은 물론 고혈압, 통풍, 무릎과 허리 통증, 류머티즘, 불면증, 우울증, 자폐증, 아토피성 피부염까지도 개선할 수 있다고 말한다. 실제로 그는 수많은 환자를 이 식이요법으로 치료했다. 내가 식단 코칭으로 경험한 몇몇의 사례에서도 유사한 결과를 보여주고 있어서 와타나베 원장의 주장에 힘을 실어주고 싶다.

지난 10년간의 대규모 임상 실험에서 포화지방은 심장 질환, 비만, 당뇨에 부정적인 영향을 끼치지 않는다는 사실이 입증되었다. 그러나 여전히 포화지방의 섭취가 심혈관 질환의 원흉이라는 가설이 팽배한 이유는 과학이 아니라 편견과 타성 때문이라는 주장에 전적으로 동의한다. 몸에 있는 과다한 지방은 건강을 망가뜨린다. 하지만 먹는 지방은 그렇지 않다. 탄수화물을 제한한 상태에서 먹는 좋은 지방은 분명 여러 가지 측면에서 건강을 개선한다.

앞서 언급한 〈지방의 누명〉 프로그램에서는 고지방식 저탄수화물 식이를 통해 다이어트는 물론이고 당뇨, 고지혈증 등의 증상을 완화한 실제 사례들도 소개한다. 고도 비만이었던 그들은 고지방 저탄수화물 식이요법만을 통해 약 30kg에서 많게는 90kg까지 감량했을 뿐만 아니라 나빴던 건강까지 호전됐다.

평생 당뇨로 고생하며 16알의 약을 먹어야만 했던 60대 일본인은 고지방 저탄수화물 식단으로 바꾼 후 약을 먹지 않는다고 했다. 또한 쌍둥이 여성을 대상으로 한 명에게는 탄수화물 중심의 식단을, 또 다른 한 명에게는 지방 중심의 식단으로 약 2주간 실험을 한 후의 결과는 놀라웠다. 탄수화물 위주로 먹은 한 명은 체중이 늘고 중성지방의 비중이 폭발적으로 증가한 반면, 지방식을 위주로 한 또 다른 쌍둥이 여성은 체중이 줄고 혈액 속 중성지방도 줄었다.

이어서 미국 듀크 대학교의 에릭 웨스트맨 부교수가 탄수화물을 섭취하지 않으면 몸은 어쩔 수 없이 지방을 태워야 하고, 지방을 잘 태우게 되면 섭취하는 지방이 사라져서, 지방을 더 많이 섭취해도 혈액 내에 지방은 축적되지 않는다고 설명하는 내용도 나온다. 지방을 먹으면 지방을 태우는 체질이 된다는 사실은 운동부하 능력을 측정함으로써 확인할 수 있었는데, 식이 프로젝트에 참여했던 네 사람은 20

대 여성 운동선수의 최대 지방 연소율을 훌쩍 뛰어넘어 일반 여성보다는 3~5배가량이나 높았다.

인슐린을 올리지 않는 것은 지방뿐!

또 다른 출연자인 미국 영양학 박사 조니 보든은 혈당과 인슐린 통제가 살을 빼는 데 도움이 되는 첫 번째 요소라고 강조하며 단백질과 탄수화물, 지방 중 혈당과 인슐린을 올리지 않는 것은 지방뿐이라는 연구결과를 덧붙였다. 인슐린은 비만과 연관 있는 대표적인 호르몬 중 하나다. 체중을 줄이려면 반드시 알아야 하는 호르몬이다. 혈액 속에 녹아 있는 당을 줄이는 일꾼인 인슐린은 에너지로 다 쓰지 못한 당을 지방 세포로 저장하는 일도 한다.

그런데 인슐린의 기능이 떨어져서 제대로 일을 하지 못하면 혈액 내 당을 일정하게 유지하기 위해서 더 많은 인슐린이 투입되고, 우리 몸은 지방을 저장하는 기능을 하는 인슐린이 많아진 만큼 많은 지방을 저장하게 된다. 3대 영양소 중 탄수화물은 재빠르게 당으로 전환되고, 당으로 빨리 전환될수록 인슐린이 더 많이 분비된다. 그러면 몸 안에 이미 있는 지방은 에너지원으로 쓰일 기회를 잃고, 남은 당이 몸 속에 체지방으로 쌓이는 악순환에 들어선다. 이는 살이 찌고 건강이 나빠지는 지름길이다.

탄수화물, 특히 질 낮은 당을 좋은 지방으로 대체하면 비정상적인 식욕을 조절할 수 있다. 탄수화물을 줄이면 인슐린과 혈당이 안정되고, 식욕을 조절하는 중추신경계에 직간접적인 영향을 준다. 이 상태에서 지방을 섭취하면 포만감이 느껴지고 장기간 지속된다. 결국 탄수화물 섭취를 줄이고 지방 섭취를 늘리면 호르몬 대사가 안정되어 자연스럽게 식욕이 조절된다.

지난 반세기 동안 서구에서 공식적으로 권장해온 저지방 식단은 우리의 건강에 끔찍한 결과를 초래했다. 미국심장협회는 1961년부터 심장 질환에 대항하기 위해 저지방 식단을 처방했고, 미국농무부는 1980년부터 남녀노소에게 저지방 식단을 권장해왔다. 그러나 비만과 당뇨의 유병률은 폭증했고, 심장 질환을 극복하지 못했다.

최근의 여러 연구가 저지방 식단은 오히려 비만, 심장 질환, 당뇨, 암에 맞서는 효과가 없다는 것을 증명한다. 우리 몸은 포화지방을 원한다는 것을 식단에서 거의 포화지방을 배제하고 살아왔던 내 경험을 통해 확신한다. 또한 지방을 먹는다고 뚱뚱해지지 않으며 좋은 지방은 사람에게 반드시 필요하고 유익하며 건강을 증진시킨다는 것 역시 내가 식단을 바꾼 후 경험을 통해 확신하고 있다.

전에 느껴보지 못한 가벼운 몸과 열정

'앗! 이거다!' 나는 〈지방의 누명〉 방송을 접하고 머리를 망치로 한 대 크게 얻어 맞은 것 같은 충격과 함께 직관적으로 여기에 답이 있다고 확신했다. 그리고 바로 식단에 적용했다. 그 결과는 그야말로 드라마틱했다. TV 프로그램 가이드대로 적용하기 시작한 지 일주일도 채 안 되어서 상쾌한 컨디션으로 눈이 번쩍번쩍 떠졌는데 놀랍게도 그 시각이 새벽 5시였다. '일주기 리듬을 탄다'는 게 이런 건가 싶을 정도로 어둠이 걷히고 날이 밝아질 때쯤 정확히 기상했다. 출근 준비를 위해 7시 알람소리에 겨우 몸을 일으켜야만 했던 내가 출근할 때까지 멀뚱멀뚱 시간이 남아돌았다. 단 며칠 만에 늘 달고 살았던 하체의 부종과 체중이 줄었다.

전에 느껴보지 못한 가벼운 몸과 두 시간가량의 시간적 여유가 생기니 뭐라도 하고 싶어졌다. 그래서 아침마다 집 앞 시민운동장을 몇 바퀴씩 걷기 시작했고 점점 활력을 되찾고 에너지가 충만해졌다. 드디어 악순환의 연결고리가 끊어지고 선순환이 시작됨을 직감했다. 누구보다 가까이에서 며칠을 지켜보던 남편도 드라마틱하게 변하는 내 모습에 놀라워했다. 더군다나 나의 넘치는 활력이 부러웠는지 자신도 해보고 싶다며 내가 하는 식단에 동참해주어 신기하기도 하고 기뻤다.

단 며칠 만의 경험으로 새로운 식단에 대한 나의 직관에 확신이 더해졌다. 기존의 일부 잘못된 의학상식으로 오히려 몸이 더 망가졌을 수도 있겠다고 생각했다. 건강이 나빠질수록 나를 채찍질하며 기존의 의학 상식에 기반한 식단을 더 철저히 강박적으로 지켜왔던 지난날에 대한 회한으로 억울하기까지 했다.

그리고 이 새로운 식단에 대해 더 알아보고 연구하고 적용해보고 싶어졌다. 나는 새로운 정보에 목말랐기 때문에 저탄수화물 고지방

식단 세미나와 학술대회에도 빠짐없이 참석했고, 마침 〈지방의 누명〉
에 출연한 의사선생님이 주도하는 북스터디가 있다는 소식을 접하고
먼저 참여의사를 밝히기도 했다. 북스터디에서 열린 마음으로 받아들
인 정보와, 세미나와 학술대회에서 얻은 정보를 하나라도 놓칠세라
적극적으로 실생활에 적용했다.

뒤에서 언급할 여러 가지 시행착오도 겪었지만 결과적으로 몸 상
태가 점점 좋아졌고, 새롭고 흥미로운 식단 및 건강정보들을 접하면
서 탐구심과 의욕이 생기고 생활에 활력이 넘쳤다. 내가 20년 가까이
하고 있는 명상의 효과도 전보다 훨씬 확연해졌다.

시행착오로 깨달은 교훈

극혐하던 지방과 급하게 친해지다

내가 식단에 적용하기로 마음을 먹고 가장 처음 한 일은 마트에서 장을 보는 것이었다. 식품 진열대에서 버터를 고를 때는 설레기까지 했다. 프로그램에서 권장하는 지방이 많은 부위인 삼겹살, 각종 채소, 아보카도, 계란, 우유, 치즈, 올리브 오일, 각종 견과류를 구매했다. 그리고 집에 있는 라면, 각종 과자, 식용유, 밀가루 등을 정리하고 쓰레기통에 버릴 때는 묘한 쾌감과 함께 기대와 희망에 부풀었다.

저탄수화물 식단을 위해서 쌀밥도 먹지 않는 게 좋겠다고 생각하니 쿠쿠압력밥솥도 갖다 버리고 싶었지만 남편을 고려해서 참았다. 나중에 최적의 식단을 찾고 나서 갖다 버리지 않은 것이 참 다행이라고 생각했지만 말이다.

구운 삼겹살에 쌈을 한가득 싸서 야무지게 입안에 넣고 먹는데,

'나는 왜 스스로 고기를 좋아하지 않는다고 생각했을까?' 하는 의문이 생길 정도로 맛있었다. 그전에는 포화지방이 해롭다는 건강 상식에 따라, 어쩌다 삼겹살을 먹게 되더라도 비계지방 부위를 떼어내고 살코기 부분만 먹는, 지금 돌이켜보면 참으로 이상한 행동을 하곤 했었다.

태어나서 처음 먹어 보는 아보카도는, 부모님께서 주셨지만 먹지 못하고 냉동실에서 한참 동안 보관 중이었던 명란젓과 함께 김을 싸서 먹는데 '와 신세계다'라는 감탄사가 나올 정도로 특별한 맛이었다. 그래서 한동안 아보카도 귀신이라고 불릴 만큼 자주 즐겼다. 호텔 조식이 생각나는 계란스크램블을 직접 조리해서 먹는데 버터를 듬뿍듬뿍 넣는 내 모습이 낯설었다. 몸이 버터나 삼겹살, 아보카도 등 지방이 많은 음식을 먹을 때 마구 흡수하는 느낌이었는데 아마도 그동안 지방에 굶주렸던 몸의 당연한 반응이라고 생각했다.

내 영혼의 음식이라며 즐겨 먹던 초코과자는 물론이고 과일, 면, 밥조차도 한동안 전혀 먹지 않았다. 이렇게 식단을 바꾸고 단 며칠 만에 놀라운 컨디션은 물론이고 몸무게가 3kg이나 빠졌다. 체지방이 아니라 부종을 형성하고 있던 노폐물이나 수분이 빠졌겠지만 가벼운 몸과 수치상으로 줄어든 몸무게에 신이 났다. 짧은 기간에 일어난 몸의 변화에 흥분하고 기쁨을 만끽했다.

육식 혁명 카니보어

예상치 못한 부작용의 원인

그런데 얼마 지나지 않아 갑자기 얼굴에 화농성 여드름이 나기 시작하더니 얼굴을 덮었다. 불안해지기 시작했다. '뭐가 문제일까? 역시 포화지방을 많이 먹으면 안 되는 거였나?' 그래도 좋은 컨디션은 계속 유지되었기 때문에 그 프로그램에서 제시하는 식재료에 기반해서 나의 식단을 찬찬히 살펴보았다.

'아뿔사!' 나 스스로가 한심하다고 느껴질 정도의 실수를 발견했다. 버터의 성분표를 살피지 않았던 것이다. 내가 마트에서 장바구니에 담은 버터는 식물성 경화유가 잔뜩 들어가 있는 트렌스지방 덩어리였다. 나는 이 '가짜 버터'를 계란후라이, 스크램블, 생선이나 해산물을 굽거나 볶는 요리에 많이 사용하고 먹었기 때문에 화농성 여드름과 같은 염증유발을 하게 만든 범인으로 지목했다.

그래서 우유유크림 또는 유지방 100% 성분의 버터로 바꾸고 난 후 거짓말처럼 화농성 여드름이 사라졌다. 그 이후로 나에게는 식품을 고를 때 철저하게 성분표를 따져보는 버릇이 생겼다. 우리나라 사람들은 버터를 식재료로 잘 이용하지 않기 때문인지 그 당시만 해도 마트에 진열된 버터 중에 우유 100%로 만들어진 국내산 버터는 딱 한 종류밖에 없었다. 지금은 마트에서 흔하게 볼 수 있는 유럽산 버터도 2016년도에는 내가 장을 본 유명한 대형마트에서조차 찾아볼 수 없었다. 유일한 국내산 버터는 그마저도 온라인상의 유럽산 버터 가격과 비교했을 때 꽤 비싼 편이었다.

결국 내가 성분표를 확인하지도 않고 트렌스지방 가득한 버터를 선택하게 된 핑계를 대자면, '버터'라고 버젓이 적혀 있는 상품이 '가짜 버터'라고는 상상도 못했다는 것이다. 결과적으로, 가격을 비교해 적절하다고 생각한 버터, 즉 가짜 버터를 집어든 셈이다. 이같은 시행착오의 경험과 비교적 더 저렴하고 건강한 버터 구입에 관한 정보 등을 학교 수업시간에 공유했을 때, 학생들이 가장 유용하고 고맙게 여기는 부분이기도 하다.

무분별한 식단 정보는
오히려 건강을 해칠 수 있다

얼굴에 나타난 화농성 여드름뿐만 아니라 반복되는 발가락이나 종아리의 근육경련, 갑자기 생긴 어지럼증, 간헐적인 두통 등, 예상치 못한 증상의 발현은 저탄수화물 고지방 식단과 관련된 자료를 더 깊게 찾아보는 계기가 되었고, 저자가 각종 도서와 인터넷 포털 사이트의 커뮤니티 카페나 기능의학*을 다루는 의사들의 칼럼을 찾아보고 탐구하게 했다.

그리고 위와 같은 증상들은 소금을 포함하는 미네랄 섭취의 부족이나, 전해질 불균형으로 인한 증상임을 깨닫고 식단을 구성하는 내

---

* 건강을 유지하기 위해 환경적 인자를 연구하고 정상적인 물질대사가 이루어지도록 하는 방법을 연구하는 학문

육식 혁명 카니보어

용물을 조절함으로써 해결할 수 있었다. 지금은 불편한 증상들을 분석하고 해결하는 것이 식은 죽 먹는 것만큼 쉬운 일이지만, 식단을 바꾸고 처음 증상을 겪었을 때는 매우 당황스럽고 불안했다. 그래서 이러한 시행착오의 경험은 식단을 시작하는 사람들에게 매우 유용한 정보가 될 거라고 확신한다.

나는 식단과 관련된 인터넷 포털 사이트의 여러 커뮤니티 카페를 가입하고 하루에도 몇 번씩 들락날락거리며 쏟아지는 정보를 접했다. 분명 유용하고 훌륭한 정보를 통해 많은 도움을 받기도 했지만 부분별한 정보에 노출되기도 했다. 내가 가장 후회하는 것 중에 하나가 키토 가공식품(저탄수화물 고지방, 키토제닉 식단과 관련된 상업화된 가공식품)을 무분별하게 받아들이고 즐겼던 일이다. 이는 식단을 시작하고 그 전보다 훨씬 좋아진 컨디션에도 불구하고 최적의 식단을 만나기 전까지 해결되지 않던 장 문제에 치명적이었다고 판단한다.

폭풍 설사와
그 해결책

친숙한 채소의 배반

한식을 좋아했던 나는 식단이 허용하는 범위 내에서 먹을 수 있는 한식 메뉴도 마음껏 즐겼다. 식단을 바꾸기 전에는 잘 먹지 않았던 지방이 풍부한 육고기, 생선, 해산물, 버터, 치즈, 우유, 천연 지방인 라드, 현재는 내가 먹거나 추천하지 않는 아보카드유, 올리브유, 코코넛유(이유는 뒤에서 설명하고자 한다)와 함께 채소 중심의 한식 메뉴인 김치, 쌈, 마늘, 고추, 양파, 나물무침을 많이 먹었다. 맛없는 채소를 맛있게 만들어주는 한식 양념 덕분으로 채소의 아삭한 식감을 포기하지 않아도 되었다.

그러던 어느 날 어머니께서 담그신 부추김치가 맛있어서 평소보다 많이 먹었는데, 내용물이 적나라하게 보이는 설사를 거의 5분 간격으로 하는 일이 생겼다. 항문이 헐 정도로 고통스러운 상황이 계속

됐다. 이 일이 있은 후 돌이켜 생각해 보니 김치나, 마늘, 매운 음식이나 채소, 특히 생채소를 많이 먹은 날은 어김없이 복부팽만과 고약한 냄새가 나는 방귀나 변을 봤다는 사실을 알아차릴 수 있었다. 그래서 며칠을 두고 앞의 음식을 먹은 날과 먹지 않은 날의 변 상태를 지켜보았다. 예상했던 대로 폭풍 설사의 원인은 채소 중심의 과한 한식 반찬의 섭취였다.

도대체 무엇이 문제일까?

나는 폭풍 설사를 해결하기 위해서 자료를 찾고 분석하기 시작했다. 같은 식단을 하면서 괜찮은 사람도 있고 나처럼 장 문제를 겪는 사람도 있었다. 대체 어떻게 하면 해결할 수 있을까만 생각했다. 백번 양보해도 채소 식단은 포기하고 싶지 않았다. 나는 마지막 희망을 걸고 기능의학 병원에 찾아갔다. 간호학을 전공한 나로서도 기능의학이라는 학문은 생소했다.

하지만 진료를 보면서 느낀 현실을 직면하고는 절망했다. 2016년 앞서 언급한 방송과 함께 기능의학이 알려지기 시작했지만, 국내 기능의학의 역사가 짧다 보니 전문 의사나 임상 사례도 많지 않았다. 나는 병원을 다녀온 후에도 여전히 해결되지 않는 장 문제로 고민하며 더 불안했다. '다시 원점이다! 도대체 무엇이 문제일까?'

채소가 원인인 것은 확실했다. 한식 반찬의 섭취량에 따라서 장 상태가 분명히 나빠지고 덜하기를 반복했다. 채소 반찬을 전혀 먹지 않고 고기만 먹는데도 복부팽만과 잦은 가스, 설사와 변비 증상이 나타났을 때는 망연자실했다. 한참 뒤에 알아차렸지만, 뒤에서 다룰 식이섬유, 포드맵, 유기황 식품을 다량 장기간 섭취함으로써 발생한 장누수와 소장내세균 또는 진균의 과증식이 원인이었다고 본다.

이대로 또 자포자기하려 할 때마다 2016년도 수렁 속에서 방법을 찾고 건강을 회복하던 그때가 떠올랐다. 고기를 거의 먹지 않던 시절에 비하면 훨씬 좋아진 체력과 병원을 가야 할 만큼 심각하고 불편한 염증 증상들이 사라진 것만으로도 참 감사했다. 오랫동안 해결하지 못한 장 문제를 꼭 해결하고 더 잘 살고 싶은 마음이 용솟음쳤다. 다시 힘을 내자 스스로 다짐했다. 문제 해결의 열쇠를 반드시 찾을 수 있을 거라고 믿고 싶었다.

채소가 오히려 독이 된다고?
식물 독소에 주의하라!

4년째 고기만 먹었더니
'최고 버전의 나'로 살고 있어요

카니비비안(39세)

저는 4년째 육식을 하고 있는 카니비비안이라고 합니다. 평소 음식 과 건강의 연관성에 관심이 많아서 2016년 키토제닉_{저탄고지}을 시작으로 꾸준히 식단을 해오고 있어요. 키토제닉을 하면서 고지방 식이에 믿음이 있었어요. 그러나 평생 고민이었던 장 건강, 변비가 나아지지 않았고 점점 악화되어 갔습니다. 채소가 문제라는 걸 모르고 말이죠.

저탄고지에서 지방의 비율을 중요하게 생각하니 지방 많은 고기를 먹었어요. 삼겹살만 주구장창 먹었죠. 고기의 퀄리티는 따지지 않고 지방 비율만 맞추면 된다고 생각했어요. 이게 제게 원인 모를 허리 통증을 불러올지 상상도 하지 못했어요.

저탄고지를 하면서 변비, 허리통증, 성인여드름, 피부문제, 체력저하, 수족냉증이 나아지지 않았어요. 허리통증으로 아침에 세수를 할 수 없는 지경에 이르고, 성인여드름으로 우울증과 대인기피증이 생기기 시작했어요.

식단에 문제가 있음을 직감하고 카니보어로 전향했습니다. 4년째 카니보어, 100% 육식을 하고 있는 지금 위에 나열한 문제들을 모두 해결했어요. 채소를 빼버리니 당장 소화 장애, 더부룩함, 변비가 해결되기 시작했고 편안한 상태로 식사를 할 수 있게 됐어요. 주식을 돼지고기에서 소고기로 바꾸니 염증이 잦아들면서 허리 통증이 1개월 만에 마법처럼 사라졌고요. 전반적인 대사가 좋아지니 체력이 올라가고 건선, 두드러기, 여드름까지 6개월 이내 모두 없어졌어요.

4년째 고기만 먹고 있는 현재 '최고 버전의 나'로 살고 있어요. 인생에서 가장 건강합니다. 지치지 않는 체력, 뛰어난 집중력과 실행력으로 새로운 인생을 살고 있어요. 먹는 것 바꿨다고 이렇게까지 좋아지나 싶을 정도의 신세계를 경험하고 있습니다.

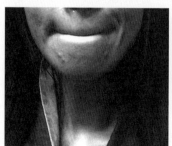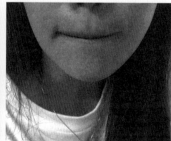

전·후 비교

육식 혁명 카니보어

가장 큰 동기부여가 된
나의 프로필 사진

박언지(24세)

저는 최근 다이어트로 28kg을 감량했습니다. 더 건강하고 활력 넘치는 삶을 위해 오늘도 식단과 운동에 최선을 다하고 있으며, 그 보상으로 날마다 새로운 나를 만나고 있습니다. 저는 고도 비만을 탈출하기 위해 양약, 한약, 다이어트 주사 등 여러 가지 방법을 시도했습니다. 그때마다 건강이 망가지는 느낌은 물론 일명 요요 증상으로 그전보다 더 뚱뚱해져 갔습니다. 그때마다 매우 절망적이었고 그 스트레스는 겪어보지 않은 사람은 절대로 알 수 없을 겁니다.

그래도 저의 아름답고 빛나는 20대를 위해서 다이어트를 절대로 포기하고 싶지는 않았습니다. 그리고 근본적으로 식단과 운동만이 제대로 된 다이어트 방법이라는 결론에 도달하고 큰 마음을 먹고 용기를 내어 여태까지 해보지 않았던 다이어트 방법에 도전합니다. 그리고 닭고야를 세모이만큼 먹고 헬스장에서 열심히 운동을 하는 전통적인 다이어트 방법으로 2달 동안 10kg을 감량할 수 있었습니다.

그러나 손, 발이 차고 집중력과 체력이 떨어지고 짜증이 통제 불가할 정도가 되었습니다. 탈모와 피부 트러블이 나타나고 혈색이 나빠졌습니다. 급기야 억제되었던 식욕이 폭발해 미친 사람처럼 폭식을 하고 토하는 일이 발생했으며 그 횟수가 점점 잦아졌습니다. 이렇게 정신적인 문제를 동반하는 식단은 뭔가 잘못됐다고 제 스스로가 인지하는 순간 더욱더 절망했습니다.

그러던 중 키토제닉 다이어트를 접하게 되고 또 두 달 동안 10kg을 감량합니다. 그러나 키토제닉 커뮤니티에서 제공되는 일부 자료에 따라 역시 먹는 양을 조절했고 그 채워지지 못한 식욕은 많은 양의 채소와 견과류를 먹으며 안전하다는 키토 가공식품 주위를 기웃거리게 했습니다. 그 결과 폭식과 먹토도 계속되었고 탈모는 호전되지 않았습니다. 정체되었던 체중이 줄고 전반적인 체력이 나아진 것 외에는 불편했던 증상들이 크게 나아지지 않았습니다. 무엇보다도 체중 자체에 대한 집착으로 인한 먹토라는 식이장애는 제 삶을 괴롭고 피폐하게 했습니다.

또다시 길을 잃고 방황하던 중 자기계발 커뮤니티에서 소미님을 만나고 육식 식단 챌린지를 시작합니다. 그러자 정체되었던 몸무게가 최근까지 8~9kg 감량되었습니다. 그것도 식욕을 억제하지 않고 좋아하는 고기를 실컷 먹고 말입니다. 그리고 앞에서 겪었던 모든 문제들이 개선되기 시작했습니다. 첫 번째 에너지가 넘치고 장이 한없이 편안합니다. 두 번째 차갑고 창백했던 손발의 혈색이 붉고 따뜻해졌습니다. 세 번째 아침에 맑은 정신과 최상의 컨디션으로 기상합니다. 네 번째 전체적인 바디라인에 있어서 가슴 사이즈는 더 커지고 허리 사이즈는 줄어듭니다. 다섯 번째 집중력이 좋아져서 업무효율이 올라갑

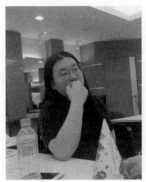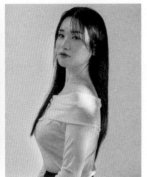

전·후 비교

니다. 여섯 번째 피부, 특히 얼굴 피부가 맑아져서 뽀얗게 바뀌고 피부 트러블이 없어집니다.

아직 원하는 몸무게와 더 많은 머리 숱, 그리고 오랜 지병 다낭성 난소증후군과 생리 불순의 완전한 치유가 남았지만 몸에 좋고 내가 좋아하는 맛있고 안전한 음식을 마음껏 먹고 더 이상 먹토를 하지 않는다는 사실에 더할 나위 없이 행복합니다. 요즘은 체중계 위에 올라가는 것조차도 잘하지 않습니다.

육식 식단은 저의 다이어트 인생에 있어서 단비와 같은 고마운 식단입니다. 단지 친구들을 많이 좋아하는 저로서는 친구들과 식사를 할 때 메뉴 선택에 있어서 자유롭지 못한 것이 아쉽지만 이 부분도 앞으로 지혜롭게 해결되리라 생각합니다. 저는 앞으로도 이 식단을 계속해서 유지할 것이며 간헐적 단식과 같은 방법 적용, 소미님께서 가

르쳐주신 생활습관의 개선 등을 통해서 최적의 라이프 스타일을 경신해나갈 계획입니다. 많은 사람들이 이 좋은 식단을 접하고 건강하고 행복해지길 바랍니다. 감사합니다.

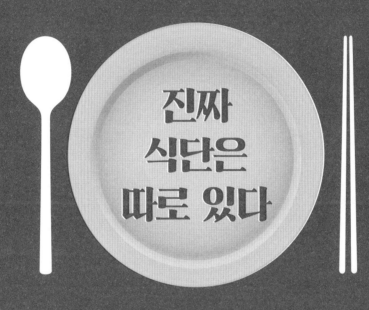

chapter 2

진짜
식단은
따로 있다

내가 고기 먹는
채식주의자?

채소를 끊자 설사가 멈췄다

나는 어떻게든 장 문제를 해결하고 싶었다. 저탄수화물 고지방 식단 관련 자료뿐만 아니라 채식, 육식을 가리지 않고 식단 관련 자료를 찾아보았다. 그 과정에서 그동안 저탄수화물 고지방 식단을 시작하면서 전과 달라진 식생활 패턴에 대해 자세히 성찰해볼 시간을 가질 수 있었다.

식단을 시작하고 새롭게 먹게 된 음식 재료와 더는 먹지 않는 것, 더 많이 먹거나 계속 유지하는 것들을 분류해보았다. 잘 먹지 않다가 새롭게 먹게 된 것은 역시 천연 지방이 풍부한 다양한 종류의 고기와 해산물 그리고 유제품을 포함하는 각종 키토 가공식품이었다.

더는 먹지 않는 것에는 가공 탄수화물은 물론이고 밥과 과일, 꿀도 포함되었다. 더 많이 먹거나 계속 유지하고 있는 것은 저탄수화물

육식 혁명 카니보어

고지방 식단에서 허용하는 더 많은 종류의 채소와 각종 김치류, 각종 견과류 등이었다. 그리고 곧바로 얼마간의 기간을 두고 이러한 음식을 번갈아가며 먹었다가 먹지 않기를 반복하며 내 몸을 관찰했다.

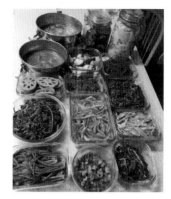

부모님이 매주 채워주셨던
각종 나물과 채소 반찬

그 결과, 몸을 회복시키고 활력이 넘치게 만드는 식품이 내가 오랜 세월 먹지 않았던 포화지방이 풍부한 고기와 해산물임을 분명히 알게 되었다. 또 한 가지 확실하게 안 것은 채소의 섭취량에 따라 확연히 달라지는 장의 상태였다. 전에도 즐겨 먹던 채소, 특히 마늘, 고춧가루와 같은 전통적인 한식 양념이 듬뿍 들어간 김치나 나물 반찬을 더 많이 먹고 있는 나를 발견했다.

저탄고지의 식단을 시작하고

새롭게 먹게 된 것	더는 먹지 않는 것	더 많이 먹거나 유지하는 것
– 천연 지방이 풍부한 다양한 종류의 고기와 해산물 – 버터, 아보카도 오일 · 올리브 오일 · 코코넛 오일 등의 과일 기름 – 유제품 – 키토 가공식품	– 가공 탄수화물 – 밥 – 과일 – 꿀	– 채소, 특히 마늘, 고춧가루와 같이 전통적인 한식 양념이 듬뿍 들어간 김치나 나물 반찬 – 각종 견과류

말 그대로 '고기를 곁들여 먹는 채식주의자는 이런 나를 두고 하는 말인가?' 싶을 정도로 사진 자료에서 보듯이 부모님이 매주 채워 주셨던 밑반찬은 각종 나물과 채소 반찬으로 가득했다. 그리고 맛있는 양념 범벅인 김치를 많이 먹는 날은 어김없이 섭취한 음식의 내용물이 그대로 보이는 폭풍 설사를 했다. 이 사실을 문제로 인식한 순간부터 나는 채소 섭취를 단칼에 끊어보았다. 거짓말처럼 극심한 설사가 멈추고 더는 발생하지 않았다. 나는 그동안 건강하지 못한 장이 장기간 해온 채식과 분명 인과 관계가 있을 것이라 확신했다.

진짜 전통식단을 만나다

그러던 중 우연한 계기로 웨스턴 프라이스Weston A. Price 재단의 건강한 식단을 접하게 되었다. 거기에 풀리지 않았던 문제의 열쇠가 있었다. 웨스턴 프라이스 재단은 1900년대 초반 미국의 치과의사였던 웨스턴 프라이스 박사의 연구를 기반으로 건강한 식습관이 무엇인지를 소개하고 있다. 또한 고대 식생활의 지혜를 현대 생활에 적용하는 가이드를 제공한다.

웨스턴 프라이스 박사는 충치와 부정교합 환자들을 진료하며 충치는 단순히 치아에만 국한된 질병이 아니라 다른 수많은 질병을 동반한다는 사실을 인지한다. 이러한 통찰은 그가 탁월한 치아 상태를 가진 원시 집단의 건강 상태와 식단을 연구하기 위해 세계의 가장 외딴 지역을 찾아 나서게 한다. 그는 전통적인 방식으로 생활하고 먹는 사람들의 문화를 10년 넘게 관찰했다.

프라이스 박사는 스위스의 뢰첸탈 원주민, 아우터 헤브리디스 제도의 게일 공동체, 알래스카의 에스키모, 북미 및 남미 원주민, 멜라네시아 및 폴리네시아 남해 섬 주민, 아프리카 부족, 호주 원주민 및 뉴질랜드 마오리족에게서 충치와 부정교합이 없는 넓고 곧은 치아와 멋진 미소를 볼 수 있었다. 또한 심장병, 암, 골다공증, 당뇨병 및 자가면역질환을 포함한 소위 '문명의 질병'은 찾아볼 수 없었다고 한다. 이 사람들은 산업화된 환경에 사는 현대인에 비해 믿을 수 없을 정도의 건강 수준과 활력을 가지고 있었다. 프라이스 박사는 원시 집단 구성원과 집단 내에 현대화된 일부 구성원을 비교함으로써 충치와 부정교합은 유전적 결함이 아니라 현대적 식단에서 발생하는 영양 결핍의 결과라고 결론지었다.

현대인의 건강식단과 상반된 원시부족 식단

프라이스 박사는 현대문명의 영향을 받지 않은 사람들을 대상으로 한 연구 이후, 내장육과 동물성 포화지방 그리고 가공되지 않은 유제품과 같은 고지방 및 콜레스테롤이 풍부한 동물성 식품으로 구성된 식단을 옹호했다. 이는 신생 질환을 유발하는 저지방, 식물성 식품과 식물성 씨앗 기름인 식용유를 권장하는 현대 식단과는 상반된다. 다행히 우리는 프라이스 박사의 연구를 통해 조상들이 오랫동안 유지해 왔지만, 현대의 상업적인 이해관계에 의해서 비상식적인 식단으로 치부되어버린 지혜로운 식단을 다시 접할 수 있게 되었다.

내가 바라본 이 식단은 식생활 습관뿐만 아니라 오랜 인류의 건강한 삶에서 얻을 수 있는 지혜로운 생활 습관까지 아우르고 있다. 그리고 나는 이 식단을 통해 많은 도움을 받고 해결되지 않던 건강상의 거

원시부족 식단과 현대 식단의 비교

전통 식단	현대 식단
풍부하고 다양한 지용성 '활성제' 비타민	지용성 비타민이 매우 적음
살코기보다 내장육 선호	살코기 선호, 내장육 섭취 안 함
지방이 적은 고기보다 지방이 많은 고기 (립아이, 삼겹살) 선호	지방이 많은 고기보다 살코기 (닭가슴살, 안심) 선호
고포화된 천연 동물성 지방	부분적으로 불포화된 가공 식물성 기름
초지 방목된 야생 동물	갇힌 채 공장에서 사육된 동물
비가공, 전지방, 발효 유제품	초고온 살균 저지방 유제품
사골 국물	MSG, 인공향, 가공수프
제철 야생에서 얻은 과일, 비옥한 토양	1년 내내 소모된 고갈된 토양의 산업용 GMO 과일
담그거나 발효시킨 곡물과 콩류	정제 또는 압출된 곡물
장시간 발효시킨 대두 식품 소량 섭취	산업 가공된 대두 식품 대량 섭취
꿀	정제된 감미료
락토발효 야채	살균된 가공 피클
유당 발효 채소	현대의 탄산음료 및 고혈당 주스
정제되지 않은 소금	정제된 소금
자연 식품에서 자연적으로 발생한 비타민	단독으로 섭취하거나 음식에 첨가하는 합성비타민
전통적인 요리 방법	전자레인지, 조사(照射)
전통적인 종자, 개량 수분	잡종 종자, GMO 종자

의 모든 문제를 해결하고 있다. 지금부터 웨스트 프라이스 식단을 통해서 경험하고 터득한 살아 있는 노하우와 나의 생각을 더해 독자 여러분이 함께 고민하고 해결하고 싶어 하는 내용들을 하나하나 공유하고자 한다.

참고하면 좋은 책과 사이트

- 《영양과 신체적 퇴행》, 웨스턴 프라이스, 1939년
- https://www.westonaprice.org/health-topics/abcs-of-nutrition/principles-of-healthy-diets-2/#gsc.tab=0
- https://www.doctorkiltz.com/weston-a-price-diet '건강한 전통 식단의 시대를 초월한 원칙'
- https://youtu.be/axKUplADuh4?si=G0O-BnItDe_UMmsB '웨스턴 A. 프라이스 다이어트: 현대 생활을 위한 전통적인 지혜'

자연 식물에도 천연 독소가 있다

식물성 독소가 만성 염증과 질병을 유발한다

2016년도에 내가 새롭게 시작한 식단은 최근에 다소 많은 사람들이 알고 있는 저탄고지, 또 다른 말로 키토제닉 다이어트다. 이 식단은 나를 지방에 대한 오해에서 해방시키고 활력 넘치는 삶을 되찾는 데 큰 도움이 되었다. 하지만 이 식단으로 인해 포화지방이 풍부한 고기도 먹는 채식주의자가 되어 있었고, 키토 가공식품에 너무 많이 노출되는 시행착오를 겪었다.

여기서 혹자는 가공식품은 그렇다고 치고, 고기를 먹는 채식주의자가 되는 게 왜 시행착오였냐는 의문이 생길 것이다. 풀리지 않는 장문제를 겪지 않았다면 나도 당연히 그렇게 생각했을 것이다. 우연히 육식을 기반으로 하는 식단을 만나서 풀리지 않던 장 문제를 드디어 해결해가는 과정에서 알게 된 옥살산염과 같은 식물 독소의 폐해와 배출 증상은 〈지방의 누명〉이라는 방송 프로그램을 봤을 때보다 훨씬 더 충격적이었다.

식물 독소에 대해서는 그전에도 렉틴과 관련된 서적, 예를 들면 스티븐 R. 건드리 《플랜트 패러독스》 등을 읽고, 저탄수화물 고지방 식단 커뮤니티에서도 들어본 얘기지만 내가 직접 체험하고 인식하고 겪는 일련의 과정은 놀라움의 연속이었다. 특히 처음 접하는 옥살산 염에 대한 얘기는 참으로 충격적이었다.

옥살산염은 식물이 해충과 포식자로부터 자신을 보호하기 위해 사용하는 많은 자연 발생 식물 독소 중 하나이다. 채소나 식물성 식품 을 먹는 인간도 당연히 그 포식자에 포함된다. 숨거나 도망가기 힘든 식물은 포식자로부터 살아남기 위해 생화학전을 할 수밖에 없다. 인 간에게 식물은 항영양소 및 식물성 독소가 가득한 물질인 것이다. 그

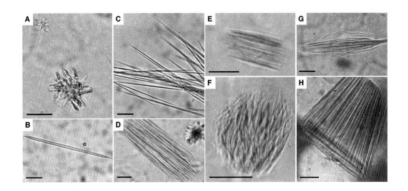

크리스털 형태의 옥산살염 결정
사진 출처: https://bsapubs.onlinelibrary.wiley.com/doi/full/10.3732/ajb.0800276
https://bsapubs.onlinelibrary.wiley.com/cms/asset/1bc3f046-d7c7-45c3-83fd-
3f6ee2676e2a/ajb21245-fig-0002-m.jpg

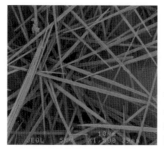

옥살산염 침상결정
사진 출처 https://sallyknorton.com/oxalate-
science/oxalate-basics/#:~:text=These%20prob-
lems%20don

중에서도 옥살산염은 우리 식단에서 가장 널리 퍼진 식물 독소 중 하나다. 언제부터인가 시금치를 많이 먹으면 알레르기성 두드러기가 일어나 급하게 약국에서 항히스타민제를 사다 먹었던 경험이 있다.

저옥살산염 식단low-oxalate diet 전문가 샐리 K. 노튼Sally K. Norton에 따르면 옥살산염이 다량 함유된 3대 식품은 시금치, 근대, 비트이다. 슈퍼 건강식품으로 알려진 시금치가 옥살산염이 꽤 많은 식품이라니 놀라웠다.

그 외 우리가 즐겨 먹는 식물 식품인 각종 베리류, 키위, 석류, 스타프루트, 케일, 아몬드, 캐슈넛과 같은 견과류, 땅콩, 코코아, 강황, 퀴노아, 메밀, 참깨, 대황, 고구마, 고수, 건포도, 루바브, 곡물, 콩, 초콜릿, 홍차, 치아시드 등에도 함유되어 있다. 보다시피 우리 식단에 흔한 채소와 일부 과일이다. 오래전 내가 도서를 통해 장 문제를 해결해준다는 정보를 얻은 후, 엄청난 수고를 감수하고 줄곧 만들어 먹던 해독주스는 오히려 식물 독소 폭탄과 같은 음식이었다.

옥살산염은 우리 몸에 해를 끼치고 만성 염증과 질병을 유발한다.

고옥살산 식품과 저옥살산 식품

고옥살산 식품			
채소	옥살산 함량	견과류	옥살산 함량
(익힌) 시금치	한 컵당 1,510mg	아몬드	한 컵당 1,024mg
붉은 근대	한 컵당 420mg	캐슈넛	한 컵당 411mg
사탕무우	한 컵당 152mg	땅콩	한 컵당 261mg
곡물/곡류	옥살산 함량	과일	옥살산 함량
쌀겨	한 컵당 281mg	라즈베리	한 컵당 48mg
메밀	한 컵당 133mg	키위	한 개당 25~100mg
옥수수죽	한 컵당 97mg	말린 살구	한 개당 25~100mg
저옥살산 식품			
동물성 식품	옥살산 함량	채소	옥살산 함량
(모든) 소고기	8온스당 3mg 미만	아보카도	반 컵당 5mg 미만
(모든) 닭고기와 칠면조	8온스당 3mg 미만	사우어크라우트	반 컵당 5mg 미만
버터	한 컵당 5mg 미만		
달걀	한 컵당 5mg 미만		
과일과 주스	옥살산 함량	곡물과 파스타	옥살산 함량
사과주스	반 컵당 5mg 미만	팬케이크	직경 4인치 케이크 하나당 5mg 미만
파파야	반 컵당 5mg 미만	흰쌀	한 컵당 5mg 미만
바나나	반 컵당 5~10mg	(신선한) 쌀국수	한 컵당 5~10mg

표 출처 https://www.doctorkiltz.com/oxalate/
온스는 약 30ml로 환산, 한 컵 = 약 8온스, 약 240ml

육식 혁명 카니보어

이 독극물은 세포막을 손상시켜 세포와 미토콘드리아를 파괴하고 중요한 대사 활동을 방해하는 효소 억제제를 포함한다. 옥살산염은 활성산소(세포에 손상을 입히는 모든 종류의 변형된 산소)를 생산하고 산화 스트레스를 유발하며 결합 조직을 파괴한다. 또한 각종 영양소와 결합해버리는 바람에 정작 우리 몸에 꼭 필요한 영양소의 흡수를 방해해 영양 결핍 증상을 유발한다.

쥐에게 시금치를 먹였더니 뼈가 제대로 자라지 못하거나 번식하지 못했으며 오직 시금치만 주었을 때는 쓰러져 죽었다는 연구 결과가 있다. 우리의 히어로 '뽀빠이'의 슈퍼 체력이 시금치의 철분 덕분이라는 믿음과는 달리 실제로는 뽀빠이의 몸에 흡수조차 되지 못하고 오히려 해를 입힌다니 놀라움을 넘어 배신감마저 느꼈다.

옥살산염은 크리스털 형태로 다양한 모양을 보이기도 하는데, 그중에는 바늘과 같이 끔찍하게 생긴 침상결정도 있다. 옥살산염은 식물 독소 중에서도 매우 강한 독성을 가진 데다가 해독이나, 배출이 쉽지 않아서 몸 어느 곳이든 쌓여 전신에 걸쳐 문제를 일으킨다. 그중에서도 특히 내가 겪고 있었던 장 문제는 나의 눈에 크게 띄었다.

당황스러운 옥살산염 배출증상

옥살산염이 많은 식물을 식단에서 제외하면, 우리 몸에 저장되어 있던 이 위험한 독성물질은 우리 몸의 다양한 기관을 통해 다양한 증

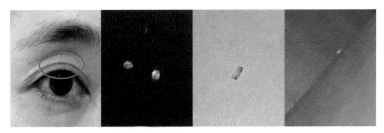
저자의 눈과 피부에서 배출된 옥산살염 결정

상을 동반하며 배출된다는 사실도 매우 놀라웠다. 옥살산염의 배출에 대해 '덤핑'이라는 표현을 쓰기도 하는데 옥살산염 덤핑은 소변이나 대변, 객담, 눈물, 피부를 통해 체내에서 옥살산염이 빠르게 방출되는 것을 말한다. 옥살산염 덤핑의 증상으로는 관절, 목, 등, 위, 두통, 인후염, 혀의 작열감을 포함한 신체 통증 및 잦거나 고통스러운 배뇨, 설사, 변비, 기분 변화, 브레인 포그brain fog* 또는 집중력 장애, 현기증, 피부 발진, 발열, 하얀 각질, 우울증 또는 심한 공황 발작, 탁한 소변을 보이는 등 수없이 많고 다양하다.

우리가 갑자기 옥살산염 섭취를 중단하면 수년에서 수십 년 동안 우리 몸에 축적되어 있던 옥살산염이 기다렸다는 듯이 급속도로 배출되기 시작한다. 이때 누군가는 뿌연 소변을 보는 동시에 며칠 동안 끔찍하게 우울한 기분을 경험할 수도 있다. 이 배출 증상으로 내 몸은 설사를 2달 이상 지속하고 전에 없었던 딱딱한 눈곱과 코딱지를 엄청

---

* 안개가 낀 것처럼 흐릿한 뇌 상태

난 양으로 분비했는데, 확대해서 사진을 찍어 보니 마치 보석과 같은 크리스털 결정이 보였다. 현재도 딱딱한 눈곱과 코딱지는 주기적으로 분비되고 있다. 체지방이 많았던 허벅지에서도 크리스털 결정이 배출되었다. 아마도 이 위험한 옥살산염이 혈류에 돌아다니지 못하도록 지방이 많은 곳에 저장해둔 것이라 추측한다.

한동안 브레인 포그 증상으로 정신이 혼미하기도 했다. 밤에는 많은 양의 소변을 여러 번 보거나 때때로 뿌연 색깔의 소변을 배출하기도 했다. 나의 설사 증상은 간 섭취를 늘리고 심해졌는데, 더 빨리 그리고 더 많이 배출하고 싶은 욕심에 무작정 견디다가 결국 2달이 지나서야 두 손 두 발 다 들고 배출 속도를 조절하기 위해 간의 섭취량을 줄였다. 옥살산염이 쌓여 온 세월이나 양에 따라 수년에 걸쳐 배출 증상을 겪는 이도 있다고 하니 계속 지켜볼 일이다.

일반적으로 옥살산염 배출 증상과 기간은 매우 개별적이고 독특하며 다양하고 규칙이 없다. 그 주기와 강도는 시간이 지남에 따라 달라질 수 있으며 마치 파도와 같이 나타났다 사라지는 것을 반복한다. 식단 커뮤니티에서 많은 사람들이 겪는 심하거나 경한 옥살산염 배출 증상은 참 신기했는데, 너무 심한 증상으로 힘든 사람들은 옥살산염이 많은 다크 초콜릿 같은 음식을 일부러 먹고 증상을 잠시 멈추어 쉬어가기도 했다. 고옥살산염 식품을 섭취하면 우리 몸은 섭취한 옥살산염의 혈중 농도를 낮추기 위해 옥살산염을 혈관 밖 몸 조직에 축적하느라 바빠진다. 그러면 당연히 조직에 있던 옥살산염의 배출은 멈춘다. 성공적인 배출을 위해 다음 내용을 참고하길 바란다.

옥실산염 배출 촉진 방법

일단 육식 식단만으로도 우리 몸의 옥살산염 함량을 크게 줄일 수 있다. 동물성 식품에는 옥살산염이 거의 또는 전혀 포함되어 있지 않기 때문이다. 영양소가 풍부한 동물성 식품은 또한 옥살산염 결합 때문에 고갈되는 필수 비타민과 미네랄을 채우기에도 좋다. 비타민과 미네랄이 풍부한 간을 충분히 먹었을 때 배출 증상이 촉진되는 이유가 여기에 있다.

그 외에 배출을 돕는 것으로 운동과 사우나가 있다. 나는 사우나에서 큰 효과를 봤다. 내가 매일 수영과 사우나를 하던 곳에서 코로나19 감염증 환자가 발생하는 바람에 일주일 동안 수영과 사우나를 할 수 없었을 때의 일이다. 4~5일이 지났을 때 모래 알갱이 같은 크리스털이 허벅지 피부를 뚫고 쏟아져 나오는 것을 보고 깜짝 놀랐다. 아마도 내가 인지하지는 못했지만 수영과 사우나 도중에 땀을 통해서 많은 양의 옥살산염이 계속 배출되었던 모양이다. 주기적으로 나타났던 허벅지의 통증이 수영과 사우나 중에는 사라지는 것도 신기했다.

비타민 C 보충제는 옥살산염으로 전환될 수 있으므로 피하는 것이 좋다고 한다. 샐리 K. 노튼은 신장결석을 녹인다고 알려져 있는 레몬주스를 아침과 저녁으로 1/4컵을 마실 것을 권한다. 필요에 따라, 식단에서 옥살산염을 점차적으로 줄여야 하고 물을 충분히 섭취한다. 그 외에 배출을 돕는 것으로 사우나와 엡솜 솔트epsom salt 목욕 그리고 베이킹 소다를 물과 함께 마시거나 베이킹 소다 목욕을 할 수 있다. 베이킹 소다를 섭취할 수 있다면 하루 3회 베이킹 소다 $\frac{1}{4}$~$\frac{1}{2}$티스푼을 물에 타서 옥살산염 배출을 돕는 것을 고려해 볼 수 있으며 고혈압이 있는 경우 베이킹 소다 복용에 대해 의료진과 상담이 필요하다고 한다.

식물은 생존을 위해 항영양소로 무장한다

식물은 동물과는 달리 송곳니와 발톱이 없고 도망갈 다리가 없는 대신 식물 독소와 항영양소*로 무장한다. 그중에서도 식물의 씨앗은 동물로 따지자면 새끼와 같아서 자라는 데 필요한 영양분을 특히나 많이 보유하고 있다. 그러나 그만큼 특별하게 보호되어야 하기 때문에 더 강력한 식물 독소와 항영양소도 다량 포함하고 있다.

이와 같은 이유로 식물의 씨앗인 땅콩이나 기타 견과류로 인해 심각한 급성 알러지 증상을 보이는 사람들을 종종 볼 수 있다. 나는 이 점을 이해하고 난 후부터는 견과류를 비롯한 씨앗류는 일절 먹지 않으려고 노력한다. 비록 독소로 인한 급성 증상이 나타나지 않더라도 나의 망가진 장을 통해서 분명히 만성적인 위해를 받고 있었다고 확신하니까 말이다.

단, 나는 도정이 잘 되어 독소가 거의 제거된 흰쌀밥은 먹기도 한다. 여담으로 앞서 저탄수화물 고지방 식단을 시작하고 밥, 꿀, 과일도 일절 먹지 않고 집에 있는 식용유를 비롯해 가공식품을 모조리 정리

---

* 식물 포식자가 영양소를 흡수하는 것을 방해하는 물질로 식물을 공격하는 포식자의 영양결핍을 일으킨다.

하고 버릴 때 쿠쿠압력밥솥을 갖다 버리지 않은 걸 다행으로 생각하는 이유가 여기에 있다.

식물로 인한 장 트러블

식물이 가진 대표적인 독소는 글루텐을 포함하는 렉틴을 비롯해 피트산, 소화효소 저해제, 청산가리, 고이트로젠이소플라본, 사포닌, 타닌, 알칼로니드, 옥살산염 등, 평소 잘 들어보지도, 평소 먹는 우리의 먹거리에 함유되어 있을 거라고는 상상도 못 한 독소들도 포함되어 있다.

나는 채식을 주로 하는 사람들이 이러한 독소들과 관련 있는 갖가지 자가면역질환과 정신질환, 호르몬 불균형으로 인한 비만과 당뇨 등의 대사증후군 질환, 그리고 만성 변비와 설사 등의 장 질환을 겪고 있다는 연구결과에 대해 확신한다. 그 이유 중에 하나는 나의 고질적인 문제였던 장 트러블이 식물 독소 때문이라는 것을 직관적으로 깨닫고 식단에서 제외함으로써 직접 확인했기 때문이다. 이때 나는 오랫동안 많은 양의 식물을 여러 가지 형태로 즐겼던 식사가 주마등처럼 지나가면서 후회와 회한으로 안타까웠다.

렉틴 섭취를 줄이는 방법

옥살산염 외에도 식물이 가진 대표적인 몇 가지 독소와 항영양소에 대하여 살펴보자. 장에 손상을 일으켜 염증을 유발하는 것으로 악명 높은 글루텐을 포함하는 렉틴이라는 항영양소는 콩류와 통곡물에 들어 있고 칼슘, 철, 인, 아연의 흡수를 저해해 우리 몸의 영양 결핍을 일으킨다.

또한 소장 내막에 직접 결합하고 병변을 일으켜 장누수증후군Leaky gut syndrome을 유발하기도 한다. 장누수는 장벽이 무너져 장벽을 둘러싸고 있는 미세 융모가 제대로 작동하지 않을 때 발생한다. 무너진 장벽을 통해 위험한 음식 입자와 독소가 혈류로 들어가 가스, 팽만감, 변비, 설사 등을 유발하고 부종, 가려움, 호흡 곤란, 피로감, 정신 능력 저하, 두통, 점액 축적, 관절 경직 또는 염증을 경험하게 한다.

렉틴은 또한 생식 능력 및 호르몬과 관련된 내분비 장애를 일으킨다. 렉틴이 원인일 수 있는 브레인 포그 증상은 집중력 저하, 건망증, 피로, 혼란 또는 정신 명확성 부족을 비롯한 다양한 증상으로 나타난다. 식물의 껍질, 잎, 씨앗에 더 많이 농축되어 있는 렉틴은 과일과 채소의 껍질을 벗기거나 씨를 제거해 먹으면 섭취 함량을 줄일 수 있다고 한다. 현미와 밀보다 도정 과정에서 껍질, 겨, 배아가 제거된 백미를 선택하는 것이 렉틴과 항영양소를 줄일 수 있는 데 효과적이다.

다양한 식물 독소와 부작용

피트산은 곡물, 씨앗, 콩류 및 일부 견과류에 들어 있으며 철, 아연, 마그네슘 및 칼슘과 같은 중요한 영양소의 흡수를 감소시켜 빈혈이나 성장장애 등의 영양소 결핍 증상을 유발하는데, 씨앗 외에 식물의 잎과 뿌리 및 과일에서도 발견된다고 한다.

사포닌은 콩을 불릴 때 물 표면에 거품 물질을 만드는 화학 물질로 주로 콩류와 곡물에서 발견된다. 사포닌은 다양한 영양소와 결합해 각종 영양소 사용 능력을 떨어뜨린다. 또한 소화 효소를 억제해 단백질의 소화 및 흡수를 저해하고 적혈구를 손상시킨다. 렉틴과 마찬가지로 장누수를 증가시킬 수 있다.

이소플라본은 여성호르몬이라고 알려진 에스트로겐의 유사 물질로 테스토스테론 감소와 에스트로겐 증가 등 내분비계에 혼란을 가져온다. 대두와 대두 제품에는 많은 양의 이소플라본이 함유되어 있어서 천연 피임제라고 불리기도 한다. 이소플라본은 정자의 질을 저하시켜 생식 능력을 방해하며, 대두 분유를 먹인 여아는 젊은 성인이 되면서 심한 생리통이 발생할 가능성이 더 높다는 연구결과도 있다.

식단 커뮤니티의 한 여성은 육식 식단 전 난임으로 시험관 시술을 통해 임신과 출산을 했다. 그 후 아이의 건강을 위해 시작한 육식 식단으로 그녀는 극심한 생리통에서 말끔히 벗어났다. 그녀는 그전에 엄청나게 먹었던 콩, 두부, 콩국수 등이 고통스러운 생리불순과 난임을 초래했을 거라고 믿고 있다.

단백질과 지방 분해 효소의 작용을 떨어뜨리는 효소 저해제는 음식물의 소화와 흡수를 방해하고 미량 영양소의 흡수도 함께 저해한다. 덜 소화된 단백질은 누수가 일어난 장 벽을 타고 혈류로 침투해 렉틴과 비슷한 작용을 일으킨다. 씨앗류, 호박, 오이, 수박, 뿌리채소, 가지과 채소, 그리고 대부분의 채소에 일정량 이상 들어 있다.

혹시 우리가 한여름에 즐겨 먹는 콩국수를 먹고 소화불량을 경험한 적이 있는가? 면 종류의 음식을 그다지 좋아하지 않았던 나는 육식 식단 전에도 먹고 나면 묵직한 복통과 불편감이 생기는 콩국수를 즐기지 못했다. 부모님이 외식으로 콩국수를 드시고 체기가 있으시다며 며칠 동안 복통과 소화불량으로 고생하시는 걸 보고는 더욱 멀리했던 기억이 있다. 아마도 콩의 효소 저해 성분이 트립신이라는 단백질 분해효소를 방해해 나타난 결과일 것이다.

십자화과 채소에 함유되어 있는 설포라판은 혈류로 흡수되어 미토콘드리아 및 효소와 같은 세포 내 구조를 손상시킨다. 우리 몸의 항산화 물질을 고갈시켜 세포가 손상되었을 때 필요한 항산화 물질을 부족하게 만들고 장누수에 영향을 미친다.

살리실산염에 민감한 사람은 호흡 곤란, 두드러기, 부종 등의 알러지 반응으로 나타난다. 실리실산염은 대부분의 과일과 채소에서 발견되지만 토마토, 브로콜리, 콜리플라워, 오이, 버섯, 무, 시금치, 호박, 가지, 고추 같은 채소에도 함유량이 높다.

브로콜리, 양배추, 콜리플라워, 케일 등과 같은 십자화과 채소에 흔한 글루코시놀레이트는 요오드, 플라보노이드, 철, 아연과 같은 미네랄의 흡수를 감소시킨다. 글루코시놀레이트의 섭취가 많을수록 제2형 당뇨병의 위험이 더 높아진다는 연구 결과가 있다.

대부분의 사람들은 눈앞에서 바로 볼 수 있는 식물성 독소의 급성 증상 외에 서서히 생체에 축적되어 바로 알아차리기 어려운 식물성 독소의 만성적인 폐해에 대해서는 간과하는 경향이 있다. 그러나 그런 사람 중에 한 사람이었던 나처럼 그 심각성을 뼈저리게 경험하고 나면 분명히 생각이 달라질 것이다. 하지만 그 전에 예방할 수 있다면 더욱 좋지 않겠는가?

과민성대장증후군의 원인은 단지 스트레스 때문일까?

과민대장증후군과 장누수증후군 같은 기능성 위장장애는 병원에서 건강검진을 해도 별다른 이상이 없는 경우가 많다. 그래서 나의 지긋지긋한 장 문제에 대한 주 처방은 스트레스를 줄이라는 것과 일시적 대증요법인 약 처방이 대부분이었다.

내가 채소를 나의 장 문제의 원인으로 확신하게 된 계기는 SIBO소장내세균과증식, Small Intestinal Bacterial Overgrowth와 SIFO소장내진균과증식, Small Intestinal Fungals Overgrowth 증상이다. **SIBO**는 대장에 있어야 할 세균이나 과증식하면 안 되는 세균들이 소장에서 과하게 증식하는 현상이다. 과증식한 세균들은 우리가 먹은 음식을 정상적으로 소화하고 흡수하기 전에 먼저 먹어 치워서 수소나 메탄가스를 발생시킨다. 즉, 장에서 음식물이 썩는 것과 같다. 이 가스는 장누수와 크론병, 온갖 장 문제와 심혈관계 질환, 브레인 포그 증상 등 몸의 다른 부분까지 영향을 미칠 수 있다.

SIFO는 진균곰팡이이 과증식해서 발생한다. 치료가 매우 어렵고 재발이 잦다. 진균에 의한 대표적인 질병인 무좀이 잘 낫지 않고 재발이 잦은 것을 떠올려보면 이해가 쉬울 것이다. 과증식한 균이나 칸디다진균의 일종 감염증 환자의 항생제나 진균제의 처방과 복용 효과는 일시적인 경우가 흔하기 때문에 진정한 치료를 위해서는 식생활 개선이 불가피하다. 식이섬유섬유질, 포드맵FODMAP*, 유기황 식품은 장내 세균을 더욱 과증식하게 만들 수 있다.

과거에 내 장은 지속해서 섭취한 식물 독소와 항영양소의 영향으로 면역력이 떨어져 칸디다와 세균이 과증식된 상태였다. 여기에 저탄고지 식단을 하는 동안 마늘을 기본으로 하는 한식 양념을 곁들인 음식(식이섬유, 포드맵, 유기황 식품이 포함된)을 더 많이 즐겨 먹었기 때문에 심각한 장 문제의 악순환에서 벗어나기가 어려웠다.

식물을 먹지 않는 것이 가장 쉬운 해결법
나는 당장 세균 과증식의 개선 등 근본적인 장 문제를 해결해야 했

---

* 발효당(Fermentable), 올리고당(Oligosaccharide), 이당류(Disaccharides), 단당류(Monosaccharides), 그리고 당알코올(Polyols)의 약자로, 장에서 소화 및 흡수되지 않고 발효되는 탄수화물의 일종

다. 즉, 즐겨 먹던 식물성 식품의 섭취를 가능한 한 빨리 중단해야 했다. 장누수, SIBO, SIFO의 원인이 되는 식이섬유와 포드맵, 식물 독소와 항영양소, 마늘 등의 유기황 식품을 포함하는 식물성 식품 섭취를 중단하자 나의 지긋지긋한 장 문제가 해결되었다. 돌고 돌아 묵은 질병을 극복한 기분은 짜릿했다. 이런 이유로 나는 제철 과일을 가끔 곁들이는 것을 제외하고 아예 식물을 먹지 않는 가장 쉬운 방법을 선택했다.

혹시 식물 독소의 존재에도 불구하고 채소나 곡물을 완전히 끊을 자신이 없는 사람들에게 식물 독소를 중화시키고 발효해서 먹는 원시 집단의 방법이 반가운 정보가 될까? 이 방법은 스위스의 원시부족과 아프리카의 농경 부족들이 식물성 식품을 섭취하면서도 현대인보다 건강한 신체를 유지할 수 있었던 비결이기도 하다. 채식 위주의 전통적인 사찰음식에서도 우리 조상들의 지혜를 엿볼 수 있다. 식물을 좀 더 안전하게 섭취하기 위해 까고, 깎고, 말리고, 재우고, 삶고, 고우고, 빻고, 발효하는 등, 식물 독소를 전처리하는 방법을 오랜 기간 체득해 온 것이다. 매스컴이나 일부 전문가의 말에 따라 무작정 샐러드와 같은 생채소를 시도 때도 없이 먹는 현대인들과는 대비된다.

오늘날 과일과 채소가 건강에 좋은 슈퍼푸드라고 널리 알려졌지만 내가 경험하고 알아본 사실에 의하면 식물은 오히려 유해한 자연 발생 독소와 항영양소로 가득 차 있다. 반면에 내장이나 고기와 같은 동물성 식품에는 이러한 독소가 거의 포함되어 있지 않다. 이뿐만 아니라 훨씬 더 많은 양의 영양소를 함유하고 있다. 나는 독소가 많은 식물의 섭취를 제한하고 가능한 내장과 지방이 풍부한 동물성 식품을 포함하는 식단을 유지한다. 이러한 아주 쉬운 방법으로 유해한 자연 화학물질의 폐해로부터 벗어날 수 있었다.

최근에 한 비건 인플루언서의 안타까운 죽음에 대한 기사를 접했다. 그녀는 동남아시아를 여행 중 사망했으며 콜레라에 감염되었을 거라는 추측과 평소 건강상태가 좋지 않았다는 증언이 있지만 공식적인 사인은 밝혀지지 않았다. 그녀는 조리하지 않은 채식을 권장하며 7년간 생채소와 생과일만을 섭취했었다고 한다. 나는 이 안타까운 기사가 그녀처럼 건강에 더 많은 관심을 가지고 실행하는 사람들을 극단적인 사람으로 몰아 비난을 유발하기보다는, 먹거리에 대한 좀 더 정확한 정보를 제공받고 좀 더 신중하게 식단을 선택할 수 있는 계기가 되기를 바란다.

장에 문제를 일으키는
식이섬유, 포드맵, 유기황 식품

식이섬유가 장 건강에 도움이 된다는 오해

육식 식단 이후 나는 대부분의 사람들이 건강한 장을 위해 꼭 필요하다고 알고 있는 식이섬유에 대해서 완전히 다른 생각을 갖게 되었다. 인간의 위장관은 채식동물의 위장관처럼 식이섬유를 소화하도록 만들어져 있지 않다. 식물 섭취는 장에 소화되지 않은 곡물이나 채소로 가스를 채우고 변 찌꺼기만 늘릴 뿐이다.

미국의 의사 로버트 킬츠Robert Kiltz 박사는 질병의 원인이 지방이나 비만이 아니라 장에서 알코올을 뿜어내며 발효되고 있는 섬유질이라고 주장한다. 그는 그의 삶에서 운동 시 잦은 부상과 각종 질병, 허리 통증 등이 육식 식단 후 모두 사라졌으며 위와 같은 문제는 모두 장과 관련이 있다고 보았다. 따라서 장에서 염증을 제거하면 몸의 나머지 부분에서도 염증을 제거할 수 있다고 설명한다.

이에 대해 《카니보어 다이어트The Carnivore Diet》의 저자인 의사 숀 베이커Shawn Baker 박사는 우리 면역의 대부분은 장 속에 있으며, 장은 흡수하기 위해 만들어졌기에 잘못된 것(소화 및 흡수되지 못하는 것)들을 집어넣으면 문제가 된다고 말한다. 실제로 나 또한 내 몸을 통해 체험한 바로는 식이섬유는 극심한 설사와 변비를 일으키고 대변 양만 늘린다. 식이섬유를 섭취하지 않는다고 문제가 발생하지도 않는다. 복부팽만을 일으키는 가스와 변의 양을 줄이려면 베리류, 콜리플라워, 아몬드와 같은 고식이섬유 대신 지방이나 단백질이 주를 이루고 미량 영양소가 풍부한 고기와 달걀, 해산물 등의 동물성 식품을 먹어보자.

포드맵 식품은 과민대장증후군의 원인이 된다

포드맵 식품은 대부분 소장에서 흡수되지 않고 대장으로 이동해 수분을 끌어당겨 장운동에 영향을 끼치고, 대장 세균에 의해 빠르게 발효되면서 다량의 가스를 생성한다. 결과적으로 설사, 복통, 복부팽만 등 과민대장증후군의 대표적인 증상을 유발할 수 있다. 따라서 장 문제를 겪고 있다면 고포드맵 식품으로 알려진 보리나 호밀 등의 곡류, 콩류, 살균 유제품, 사과, 배, 복숭아, 양배추, 마늘, 양파, 브로콜리, 커피, 탄산음료 등을 피하는 것이 좋다.

유기황 식품은 황환원 세균을 과증식시킨다

황은 우리 몸에서 해독, 면역, 호르몬 합성, 혈액순환 등 여러 주요 기능에 관여하는 미량 영양소다. 황대사에 문제가 생겨 황이 결핍되면 이를 막기 위해 황환원 세균이 과증식된다. 이때 유기황 식품인 마늘, 양파, 브로콜리, 양배추, 배추, 케일 등을 섭취하면 황환원 세균에 의한 과도한 황화수소를 유발해 장 문제를 일으킬 수 있다.

황대사에 필수 요소인 몰리브데넘molybdenum은 소나 돼지 등 동물의 간과 신장 같은 내장을 섭취해 얻을 수 있다. 몰리브데넘이 풍부하다는 곡물이나 견과류 등의 식물성 식품은 역시, 식물 독소나 항영양소의 작용 때문에 생체 이용률이 떨어진다. 거기다 식물성 식품에 뿌려지는 제초제 글리포세이트합성제초제는 오히려 몰리브데넘의 흡수를 방해한다.

참고하면 좋은 사이트

- https://www.westonaprice.org/podcast/toxic-superfoods-identify-and-avoid-oxalates/#gsc.tab=0&gsc.sort= '독성이 있는 슈퍼푸드(Toxic Superfoods) : 옥살산염을 확인하고 피하기(Identify And Avoid Oxalates) 샐리 노튼(Sally Norton)과 함께'
- https://sallyknorton.com/oxalate-science/oxalate-basics/#:~:text=These%20problems%20don
- https://www.doctorkiltz.com/oxalate/
- https://www.doctorkiltz.com/oxalate-dumping/
- https://youtu.be/F4ZKUM7qb9E 'nutrition with judy 유튜브 채널 - (샐리 K.노튼 Sally K. Norton) 'Superfoods that will harm you: The truth about oxalates ; it's more than just kidney stones'

식용유는 과연 식용일까?

오히려 절대 식용 불가인 식용유

먹을 수 있는 용도라는 식용이라는 의미를 매우 강조하는 듯한 식용유라는 이름이 나에게는 매우 역설적 또는 반어적으로 들리는 것은 왜일까? 그 이유는 아마도 식용유는 식물성 독소와 더불어 나를 병들게 하고 고통스럽게 했던 원인으로 절대 식용 불가 물질이라고 확신하기 때문이다.

매우 쉽고 저렴하게 구할 수 있어서 거의 모든 요리에 쓰이는 이 식재료의 실체를 알고 나면 내가 그랬던 것처럼 집에 있는 식용유뿐만 아니라 아끼는 지인들의 부엌에서도 당장 내버리고 싶어 안달이 날 것이다. 그리고 우리가 먹을 수 있는 기름이라고 철석같이 믿고 있는 이 기름이 사실은 먹을 수 없는, 아니 건강을 위해서는 절대 먹지 말아야 한다는 진실을 직면하게 될 것이다.

그래서 나는 이러한 사실을 알고도 그 실체를 감추기 위해 '식용'

육식 혁명 카니보어

이라는 말을 더욱 강조하는 식품산업에 의심을 멈출 수가 없으며 이러한 역설적인 상황이 반영된 상품명이 바로 '식용유'라고 생각한다.

식용유는 주로 식물의 씨앗에서 추출되는 기름으로 수많은 화학물질을 포함하는 고도로 가공된 산업 제품이다. 주변에서 흔하고 쉽게 구하고 먹을 수 있어서 원래 자연에 있었던 음식처럼 느껴지는 대두유와 옥수수유는 사실 생겨난 지 100년도 채 되지 않은 신생물질이라는 것에 대해서 독자 여러분은 어떻게 생각할지가 매우 궁금하다.

17세기 미국에서 목화 산업이 발달함에 따라 폐기해야 하는 목화씨의 양도 증가했다. 이 폐기물에서 기름을 짜내어 산업용 윤활유로 활용한 것이 식물성 씨앗 기름의 최초이다. 비용을 들여 처리해야 했던 쓰레기에서 수익을 창출할 수 있었으니 이 산업은 공장이 생겨날 만큼 번창하게 되었고 이어서 동물성 포화지방을 줄이라는 정부의 권장 식단과 맞물려 식용유 산업까지 폭발적으로 성장하게 된 것이다.

식용유 공정과정은 씨앗에 열과 압력을 가해 오일을 짜내고, 남은 찌꺼기에서 더 많은 기름을 녹여내기 위해서 헥산과 같은 용매를 사용하는 것부터 시작한다. 산화와 산패에 취약한 고도불포화지방산 함량이 높은 이 씨앗 기름은 이러한 공정과정에서 심하게 산화되고 산패되어 역겹고 더러운 색깔과 쓴맛, 지독한 냄새를 뿜어낸다.

이러한 기름으로부터 마트에서 흔하게 볼 수 있는 맑고 깨끗한 식용유를 만들어 내려면 다양한 불순물을 추출하고 표백하고 탈취하는 등의 수많은 세척 과정을 거쳐야 한다. 콩기름뿐만 아니라 카놀라유,

포도씨유, 해바라기씨유 등이 이러한 식용유에 해당한다. 여기에 수소화 작업까지 추가되면 내가 예전에 진짜 버터로 잘못 알고 섭취해 내 얼굴에 화농성 염증을 폭발하게 했던 경화유, 즉 트랜스 지방산이 한가득인 마가린 같은 제품이 탄생하는 것이다. 마가린이나 쇼트닝은 이 수소화 공정을 거치며 발생하는 화학적 변형 때문에 그 원재료인 고도로 정제된 식물성 기름보다도 훨씬 더 나쁘다.

트랜스지방은 세포 대사에 거대한 혼란을 일으키고 필수지방산의 체내 이용률을 떨어뜨리며 성 기능 장애, 혈중 콜레스테롤 수치 상승, 면역 체계의 마비를 일으킨다. 그 외 암, 죽상경화증, 당뇨병, 면역 체계 장애, 저체중아 출산, 선천성 결함, 시력 감퇴, 불임, 수유 장애, 그리고 뼈와 간의 문제까지 아주 무수한 중증 질환들과 연관되어 있다.

식물성 지방 섭취의 폐해

미국암협회American Cancer Society와 미국국립암연구소National Cancer Institute, 그리고 미국식생활위원회Senate Committee on Nutrition and human Needs까지 기득권을 가진 주류 의학계는 동물성 지방의 섭취는 심장 질환뿐만 아니라 각종 암과도 연관되어 있다는 데이터에 대해 입을 모으지만 메릴랜드 주립대학의 연구팀은 이 데이터를 정반대로 분석한다. 즉, 동물성 지방이 아니라 식물성 지방의 섭취가 암과 연결되어 있다는 주장이다.

우리는 오랜 기간 동안 거대한 양의 거짓 정보를 주입받았고 덕분에 다불포화지방식물성 기름은 건강한 지방이지만 포화지방은 암과 심장병을 일으킨다고 믿어왔다. 이것은 마치 내가 식단 초기에 버터로 둔갑한 마가린을 잔뜩 먹고 폭발하던 화농성 여드름의 원흉으로 진짜 버터를 의심한 상황을 연상케 한다.

20세기에 들어설 때만 하더라도 버터와 라드, 탤로, 코코넛 오일, 그리고 소량의 올리브 오일까지 대부분 포화지방과 단불포화지방으로 섭취하던 지방이 현대에 들어와서 식물성 씨앗 기름인 콩을 필두로 옥수수, 홍화씨, 카놀라 등에서 짠 다불포화지방으로 탈바꿈했다. 더군다나 이런 기름이 들어간 가공식품과 식물 독소가 가득한 식물성 식품의 다량 섭취로 인해 비만과 만성질환의 발병률도 폭발적으로 증가했다.

시판 식물성 씨앗 기름은 어마한 양의 오메가-6 리놀레산을 가지고 있다. 동물성 식품의 포화지방산에 비해 오메가-6 리놀레산은 산화의 속도가 매우 빠르다. 산화된 지방산은 세포막과 적혈구를 공격하고, DNA/RNA 가닥들에 손상을 가해, 세포와 혈관, 피부에 돌연변이를 일으킨다. 손상된 세포는 영양분을 원활하게 공급받지 못해서 굶어 죽고, 이는 전신에 걸친 염증으로 이어진다.

몸을 망가트리는 식용유를 당장 버려라

이와 같은 기전은 불현듯 내가 처음으로 도움을 받았던 기능의학 병원 원장님의 소견을 떠오르게 한다. 내 몸속 세포가 영양분이 하나도 없이 쪼그라들어서 아사 직전이고, 세포내액은 거의 없으며, 세포외액이 넘쳐난다고 했다. 건강을 생각해서 억지로 먹었던 2L 이상의 물이 사실은 탈수로 죽어가는 나의 체내 세포에는 어떠한 도움도 주지 못하고 오줌이 되거나 부종으로 퉁퉁 부은 다리를 만든 것이다. 심각하게 망가진 미토콘드리아(세포 소기관의 하나로 에너지를 생산하는 공장으로 불린다)로 인해 나는 수많은 만성염증에 시달려야 했다. 뿐만 아니라 산패된 기름은 빠른 노화, 종양 및 관절염, 파킨슨병과 같은 자가면역질환, 루게릭병, 알츠하이머, 백내장 등의 질병과 관련이 있음이 밝혀지고 있다.

천천히 달궈지는 가마솥 안 개구리는 곧 닥칠 위험을 모르고 우물거리다 삶아져 죽음을 맞이한다. 식물 독소와 식용유의 심각한 위해를 깨닫지 못하거나 애써 외면하다가 만성질환의 발병 같은 큰 화를 당하고 나서야 "앗! 뜨거" 하는 꼴인 것이다. 이제라도 가짜 기름과 이것이 잔뜩 들어간 가짜식품을 식사에서 완전히 제외해야 한다. 혹시 이 책을 다 읽기도 전에 절대 식용 불가인 식용유를 부엌에서 내버렸다면 큰 박수를 보내고 싶다.

식용유 제작 공정

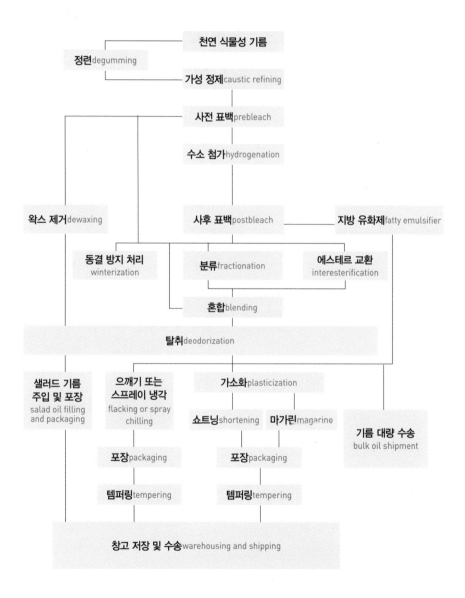

오히려 몸에 더 좋은
동물성 지방

　동물성 포화지방의 섭취를 줄여야 한다는 어림짐작은 동물성 지방에 함유된 콜레스테롤 역시 악마화시켜 왔다. 콜레스테롤 수치는 이미 수많은 연구에서 심장 질환의 발병과 연관성이 없다고 밝혀졌다. 식이 콜레스테롤이 심장 질환의 주요 원인이라는 혐의도 벗었다. 가장 보수적이라 절대 생각을 바꾸지 않을 것 같았던 《미국심장학회》지에서도 이미 콜레스테롤 농도와 심장 질환의 발병 사이에는 연관성이 없음을 인정했다.

　최근에는 오히려 동물성 지방이 아니라 식물성 지방이 암과 연결되어 있다는 연구 결과가 나오고 있다. 버터를 먹는 사람은 마가린을 먹는 사람에 비해 심장 질환 발병률이 절반에 불과하다는 결과도 있다. 오로지 동물성 지방만을 먹던 예멘 유대인들은 이스라엘로 이주한 뒤 마가린과 식물성 기름을 먹기 시작하면서 심장병과 당뇨병의 발병률이 높아졌다. 아프리카의 마사이와 같은 유목 부족들의 식사 대부분이 우유, 피, 소고기로 이루어져 있어서 모두 관상동맥 질환으로부터 자유로웠다. 프랑스인의 식단은 버터, 달걀, 치즈, 크림, 푸아그라, 고기, 파테까지 포화지방으로 가득해서 여타 서구 국가에 비해 관상동맥심 질환 발병률은 낮은 편이다. 이 현상을 두고 '프렌치 패러독스French Paradox'라고 부르는데 이 말이 무색하게도 근래의 프랑스인들은 많은 양의 설탕과 밀가루 그리고 정크푸드의 유혹에 넘어가 다른 퇴행성 질환을 많이 앓고 있다고 한다.

우리 몸을 보수하는 원료인 콜레스테롤

우리 혈관은 여러 경로로 손상을 입을 수 있다. 이 손상을 보수하기 위한 자연치유 물질이 바로 콜레스테롤이다. 콜레스테롤은 우리의 간과 세포에서 생합성하거나 음식 섭취를 통해 얻을 수 있는 필수 성분이다. 콜레스테롤은 포화지방과 함께 세포막을 적절히 단단하게 해서 안정성을 제공한다.

다불포화지방을 과다하게 섭취하면 세포막의 포화지방이 다불포화지방으로 대체되어 흐물흐물하게 축 늘어진다. 그러면 혈중에 있던 콜레스테롤이 세포막 구조를 정상화하고 보수하기 위해서 혈액에서 빠져나온다. 이때 혈중 콜레스테롤 수치가 일시적으로 내려가는 것을 보고 우리는 다불포화지방식물성 기름을 먹으면 혈중 콜레스테롤이 내려가서 혈관 건강에 좋다고 착각하게 된다.

콜레스테롤은 스테로이드 호르몬과 성호르몬 그리고 비타민 D의 전구체다. 이 중요한 호르몬과 지용성 비타민은 신체를 암과 심장 질환, 스트레스에 잘 대처하도록 돕는다. 건강한 뼈와 신경계, 성장 발달, 미네랄 대사, 근긴장, 인슐린 생산, 생식, 그리고 면역체계에 필요하다. 콜레스테롤은 지방 소화에 필수적인 담즙의 재료이며, 항산화제로서 암과 심장 질환을 일으키는 활성산소로부터 몸을 보호해준다. 우리가 나이를 먹을수록 콜레스테롤 수치가 높아지는 이유는 아마도 노화가 진행될수록 항산화가 더 필요하기 때문일 수도 있다.

콜레스테롤은 행복 호르몬으로 알려진 세로토닌 수용체의 작동에 필요하다. 따라서 콜레스테롤 수치가 낮으면 공격적이고 폭력적인 행동, 자살 충동, 우울감을 느낄 수 있다. 모유에는 콜레스테롤이 특히 풍부하며 이 영양소를 아기가 잘 사용할 수 있도록 돕는 효소도 함유되어 있다. 아이들은 정상적인 두뇌와 신경계 발달을 위해 성장기 내내 콜레스테롤이 풍부한 음식을 섭취해야 한다. 그러나 안타깝게도 현대 시판 분유는 포화지방이 결핍되어 있다. 콩 분유는 콜레스테롤이 아예 없다고 한다. 식이 콜레스테롤은 장벽 유지에 중요한 역할을 하므로 채식 위주의 식사는 장누수증후군이나 기타 소화기 장애로 이어질 수 있다.

콜레스테롤은 강력한 항산화 무기

콜레스테롤은 심장 질환의 원인이 아니라 활성산소에 맞서는 강력한 항산화 무기이며 동시에 동맥 손상을 보수하는 중요한 물질이다. 높은 혈중 콜레스테롤 수치는 보통 몸이 많은 양의 활성산소로부터 보호가 필요하다는 것을 의미한다. 관상동맥 질환을 두고 콜레스테롤을 탓하는 것은, 화재 현장에 도착해 열심히 진화 중인 소방관을 화재의 주범으로 몰아가는 것과 같다는 비유는 이제 흔한 얘기가 되었다.

영양소들이 결핍되어 갑상선 기능이 저하되면 몸은 혈액 내 콜레스테롤 농도를 대폭 높여서 조직을 치유하고 스테로이드를 크게 늘리는 방식으로 대응한다. 그래서 갑상선기능저하증 환자는 콜레스테롤이 부족해 생길 수 있는 감염, 심장 질환, 암에 취약하다. 높은 혈중 호모시스테인 농도는 동맥을 딱딱하게 만드는 섬유성 막과 혈전에 관여하기 때문에 심장 질환 발병을 예측하기 위해서는 콜레스테롤 수치보다 혈중 호모시스테인 농도를 활용하는 편이 훨씬 낫다. 혈중 호모시스테인 수치를 떨어뜨리기 위해서는 엽산, 비타민 B6, B12, 콜린이 풍부한 동물성 식품을 충분히 섭취하는 것이 좋다.

참고하면 좋은 사이트

- https://www.westonaprice.org/health-topics/modern-foods/dirty-secrets-of-the-food-processing-industry/#gsc.tab=0 '식품 가공 산업의 더러운 비밀'
- https://youtu.be/OmEQjMBJ24c '식용유 공정 과정'
- https://www.doctorkiltz.com/vegetable-oil/ '식물성 기름은 건강에 좋은가요? 과학이 말하는 것'
- https://www.westonaprice.org/health-topics/modern-diseases/how-to-protect-yourself-against-cancer-with-food/#gsc.tab=0 '음식으로 암으로부터 자신을 보호하는 방법'
- https://www.westonaprice.org/the-skinny-on-fats-korean-translation/#gsc.tab=0 '기름의 진실, 지방의 누명'
- https://www.doctorkiltz.com/beef-tallow/ '우지'
- https://youtu.be/BCx9oO2nsc0?si=OMVXc1AKxE9EkoAe '50년 암 전문 의사의 충격 양심 고백ㅣ곤도 마코토ㅣ의사에게 살해 당하지 않는 47가지 방법'

육식 혁명 카니보어

진짜 음식 vs 가짜 음식

가공식품은 가짜 음식

진짜 음식만을 즐기는 내가 가짜 음식을 건강한 음식이라고 여기고 다소 비싼 값을 치르며 먹었던 때를 생각하면 느닷없이 분할 때가 있다. '진짜 음식은 뭐고, 가짜 음식은 또 뭐야?' 식단에 관심이 많거나 한 번쯤 들어 봤다고 하는 사람은 직관적으로 짐작할 수도 있겠지만 내가 말하는 가짜 음식이란 가공식품에 가깝다. 나는 육식 식단을 하기 전부터 평소 건강을 위해서 빵, 라면, 면, 과자 등의 밀가루 음식뿐 아니라 음료수, 아이스크림 등 가공식품이라고 하는 것들은 잘 먹지 않았다.

또한 포화지방이 건강에 좋지 않다는 건강 상식에 따라 고기와 같은 몸에 꼭 필요한 필수 영양소가 가득한 동물성 식품도 잘 먹지 않았다. 대신 채소와 콩, 두부처럼 식물 독소가 가득한 식물성 식품을 많이 먹었다.

키토 가공식품에 속지 말자

내가 지방에 대한 상식을 깨고 저탄고지 식단을 하는 동안 후회스러웠던 것 중 하나는 저탄수화물과 고지방에만 초점을 맞추고 신체 대사에 필요한 '미량 영양소'와 '건강 습관' 등에 대해서는 간과했다는 점이다. 또 다른 하나는 키토라는 말이 붙으면 당연히 건강한 식품일 거라는 합리화로 키토 가공식품을 탐닉한 것이다.

지방이 누명을 벗기 시작하면서 키토 빵, 키토 아이스크림, 방탄 음료* 등의 가공식품이 우후죽순 쏟아져 나왔다. 주로 견과류 가루로 만드는 키토 빵은 저탄고지의 측면에서 벗어나 식물 독소나 첨가물 측면에서 본다면 일반 빵의 폐해와 도토리 키재기다(별반 차이가 없다).

키토제닉 식단을 하기 전에는 일반 가공식품조차도 잘 먹지 않던 내가 일반 가공식품보다 훨씬 더 비싼 키토 가공식품을 먹는 우를 범했다. 아몬드같이 식물 독소가 많고 곰팡이에 노출될 확률이 높은 씨앗 가루로 만들어진 키토 빵, 인체에 어떤 위해가 있는지 아직 밝혀지지 않은 각종 대체감미료가 들어간 키토 음식들은 이제는 고개를 절레절레한다.

방탄커피나 키토 빵, 키토 아이스크림, 키토 초콜릿 등은 저탄수화물과 고지방에 충실하면서도 일부 가공식품의 맛을 포기하지 않아도 되는 인기 음식이다. 키토제닉 다이어트를 선택한 사람들에게는 건강

---

* 《최강의 식사》 저자 데이브 애스프리(Dave Asprey)가 개발한 레시피로, 커피에 버터와 코코넛 오일을 넣어 블렌딩한다. 총알도 막아낼 만큼 강한 에너지를 얻을 수 있다는 뜻이다.

육식 혁명 카니보어

한 음식이라는 프레임이 씌워져 진짜 음식처럼 대우받는다. 분명 일반 정크푸드에 비하면 양반이지만 내가 보기에 이것은 마치 흡연자가 가짜 담배를 피워대면서 안도하고 정당화하는 모습과 흡사하다. 더군다나 키토제닉 다이어트를 하는 동안 비흡연자였던(일반 가공식품을 먹지 않았던) 나조차도 가짜 담배(키토 가공식품)에 건강한 담배라는 프레임을 씌우고 연신 피워온 셈이다.

칼로리와 탄수화물 계산만 하느라 키토제닉 식단의 장점을 온전히 누리지 못한 이들 중 한 사람이었던 나는, 웨스턴 프라이스 재단에서 권하는 식단과 헝가리 의학 집단 팔레오 메디시나의 PKDPaleolithic Ketogenic Diet* 식단, 그리고 나타샤 캠벨-맥브라이드 박사Natasha Campbell-McBride의 갭스Gut And Psychology Syndrome** 식단에서 권장하는 진짜 음식만을 먹고 난 후 키토제닉 식단의 효과를 온전하게 누릴 수 있었다. 웨스턴 프라이스 재단의 식단과 PKD 식단에서 권장하는 자연 방목된 동물성 식품이야말로 진짜 음식이다. 인간의 신체에 생리적으로 필요한 영양 성분을 완벽하게 포함하고 생체 이용률 또한 이상적이기 때문이다.

---

* 구석기 시대 사람들처럼 먹기를 권하는 식이요법

** 장과 정신 증후군

탈모와 생리불순,
피부 트러블을 일으키는 영양 결핍

저탄고지 식단을 시작한 뒤 탈모와 생리불순, 피부 트러블이 발생한 탓에 도움을 요청해온 지인이 있다. 나도 키토제닉 식단을 시작하고 한동안 매끈한 피부를 유지하다가 갑작스레 피부가 따가워졌다. 얼굴에 어떤 화장품도 바를 수 없는 붉은 발진과 하얀 각질이 일어났다. 장 문제와 함께 원인을 알 수 없었던 피부염이 미량 영양소의 결핍 증상이라는 것을 진짜 음식을 섭취하고 나서야 알 수 있었다.

키토제닉 식단을 시작하고 단백질과 지방이 풍부한 음식의 섭취가 증가하면 단백질과 지방 대사에 필요한 미량 영양소의 요구량이 증가한다. 이를 충족시켜 주지 않으면 각종 피부염과 탈모, 생리불순을 비롯한 여러 건강 문제를 겪을 수 있다. 풍성한 숱을 갖고 싶다면 충분한 미량 영양소의 섭취를 간과해서는 안 된다.

키토제닉 다이어트를 시작하고 월경이 지연되거나 끊어지는 경우가 있다. 한때 나도 저탄고지 식단을 잘못 실천해서 생리 지연 등의 영양 결핍 증상을 겪기도 했지만, 폐경을 바라보는 나이인 50살이 된 지금은 오히려 정상적인 생리를 하고 있다. 생리불순의 원인을 영양 결핍이라고 확신하는 이유는 간 섭취에 따라 달라지는 나의 생리 양상 때문이다. 동물성 식품을 충분히 섭취하고 천연 종합 영양제인 간을 충분히 먹으면 젊었을 때보다 더 건강한 생리현상을 경험한다. 반면에 간 섭취를 소홀히 하거나 못 했을 때는 어김없이 생리가 비정상적이다. 그마저도 예전에 만성 질염으로 매달 산부인과를 찾던 때, 검붉은 생리혈이나 수분이 거의 없는 가루 같은 생리혈이 나오던 것에 비하면 훨씬 낫지만 말이다.

이렇게 몸에 필수적인 미량 영양소를 포함하는 모든 영양분은 동물의 내장과 달걀노른자에 특히 풍부하다. 그래서 내장을 포함하는 동물성 식품을 충분히 섭취하는 것이 매우 중요하다. 진짜 같은 가짜, 키토 가공식품에 속아 각종 영양 보충제를 찾아 길을 잃고 헤매는 중이라면 진짜 전통식단의 진짜 음식으로 되돌아가는 지름길을 적극 추천한다.

운동을 하지 않아도 근육이 생긴다?

내가 포화지방이 풍부한 고기 위주의 식단을 시작하고 한동안 한 끼에 2kg의 고기를 먹던 때의 일이다. 주기적으로 인바디를 측정하는 건강증진센터에서 담당자가 놀란 표정으로 한 달 동안 어떤 운동을 했냐고 물어왔다. 한 달 만에 내 몸의 근육량이 3.2kg이나 증가한 것이다. 나는 어떤 운동도 하지 않았으므로 신기하고 의아했다. 근육 손실을 막고 근육을 성장시키기 위해서는 단백질을 충분히 먹고 운동해야 한다는 것쯤은 남녀노소가 다

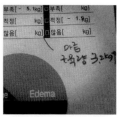

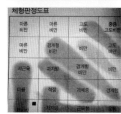

체형판정표

아는 사실이다.

그런데 나는 운동 없이 어떻게 근육량을 늘릴 수 있었을까? 그 답은 '류신Leucine'이라는 성분에 있다. 근육을 생성·유지하기 위해서는 근육에서 단백질 합성이 일어나야 하는데, 이때 2.5g 이상의 류신이 필요하다. 한 번에 30g의 단백질을 섭취하면 얻을 수 있는 양이다. 이것을 고기의 무게로 환산하면 약 200g 이상인데 나는 그 10배를 먹어댔으니 전문가도 놀라는 근육량의 빠른 증가가 가능했던 것이다.

우리는 단백질도 진짜 식품으로 섭취해야 한다. 가짜 단백질도 있냐며 묻고 싶어 입이 근질근질하는가? 식물 독소의 위험성과 낮은 생체 이용률 때문에 따로 필수 아미노산 보충이 불가결한 식물성 단백질은 진짜 단백질이 아니라고 감히 말할 수 있다. 영양적인 면과 소화 및 흡수 면에서 완전한 동물성 단백질이야말로 진짜 단백질이다. 물론 축산 환경에 따라 동물성 식품의 품질이 문제가 될 수는 있지만 식물성 식품은 품질에 관계없이 애초에 그 자체가 독성 물질을 품고 있다. 특히 분리대두단백, 분리유청단백과 같이 가공된 단백질 파우더는 그야말로 초가공된 가짜 단백질이다.

프라이스 식단의 놀라운 효과

프라이스 박사의 발견과 연구 결과는 그의 저서인 《영양과 신체적 퇴행》에 자세히 기록되어 있다. 기록에 따르면 현대 식품을 전혀 섭취하지 않은 원시 집단의 음식은 지용성 비타민 A, D, K2가 풍부한 동물성 식품이다. 프라이스 박사는 이 지용성 비타민을 특별히 지용성 활성제라고 명명했는데, 특히 푸른 풀을 먹는 동물과 생선의 간, 조개류, 내장육과 버터에 풍부하다. 프라이스 박사는 그들이 이 진짜 음식을 먹어서 멋진 체격은 물론이고 탁월한 면역력과 건강을 누렸을 뿐만 아니라 삶에 대해 유쾌하고 긍정적인 태도를 갖고 있었다고 전한다. 많은 부족에서 이 지용성 활성제가 풍부한 동물성 식품을 특별하게 임신 전 젊은 남성과 여성, 임산부, 수유부, 성장하는 어린이에게 제공했다고 한다. 프라이스 박사는 대부분의 교도소 수감자들이 출생 전 영양 결핍을 나타내는 안면 기형(얼굴이 점진적으로 좁아지고 치아가 뭉치는 현상-덧니, 부정교합 등)을 가지고 있다는 의견도 덧붙인다.

문명과 접촉하면 생기는 질환

원시 집단 사람들의 건강은 문명과 접촉한 후 속수무책으로 망가진다. 흰 밀가루, 잼이나 마멀레이드, 젤리, 설탕, 가짜 음식들이 쏟아져 들어오자 충치율이 20.2%에 달한 부족은 어김없이 부정교합과 안면 기형도 나타났다. 충치가 빠르게 번지다가 멈추거나 치아를 잃었던 이들은 예외 없이 특정 시기에 문명의 도시에서 1~2년간 머물렀던 경험이 있었다. 현대 문명을 누린 이들의 85%~100%는 치아 부식을 겪고 있었다. 당시 치아 부식은 결핵 발병과 관련이 깊었다. 전에 없이 면역력이 떨어지고 질병에 취약해져 빈번하게 악성 질환을 겪기도 했다. 불행 중 다행인 소식은 이들이 진짜 음식을 먹는 식습관으로 되돌아가면서 거짓말처럼 건강을 회복했다는 사실이다.

나는 이 얘기가 가장된 것이 아니라고 확신하는데 그 이유는 내가 사회적 동물로서 지인들과 어울릴 때 어쩌다 먹는 가공식품에 대한 반응 때문이다. 내 경험에 따르면 가공식품 섭취로 인한 불편한 증상들은 완벽한육식 100% 카니보어 식단 3일에서 일주일이면 사라지고 전과 같은 컨디션을 회복할 수 있다.

프랜시스 M. 포텐저Francis M. Pottenger, Jr. 박사는 결핵, 천식, 알레르기 및 폐기종과 같은 호흡기 질환 치료에 웨스턴 프라이스의 원리를 성공적으로 적용한 의사였다. 박사는 포텐저의 고양이 실험*을 통해 영양 부족으로 인한 퇴화가 세대를 거쳐 대물림되며 식단을 포함한 환경적 요인이 우리의 건강뿐만 아니라 미래 세대의 건강에 영향을 미친다는 것을 발견한다.

인간은 고양이가 아니기 때문에 포텐저의 고양이 실험에 사용된 생식에 초점을 맞추기보다는 프라이스 박사의 연구와 같은 맥락에서 다음과 같은 통찰을 얻을 수 있다. 우리는 대를 이어 부정교합이나 안면 기형 등의 결함을 일으키는 가짜 음식에서 하루빨리 벗어나야 한다. 그리고 우리 조상들의 지혜가 담긴 진짜 음식으로 식단을 꾸려야 한다. 실험 기간 동안 인위적인 환경 조건에서 명백한 퇴화를 겪었던 포텐저의 고양이가 야생으로 돌아가 회복하는 장면은 상상만으로도 감격스럽고 심오하다.

---

* 초기 후성 유전학 실험으로 후성유전학은 DNA 염기서열의 변화 없는 유전자 기능의 변화
  가 나타나서 유전되는 현상을 연구하는 학문이다.

동물성 식품에 포함된 어마어마한 영양 성분

나는 보건교과 수업 시간에 반드시 학생들과 건강한 식사에 대하여 의견을 나눈다. 학생들에게 내가 하는 식단의 장점에 대해서 자랑하듯 말하면 학생들은 연신 신기해하며 너도나도 질문공세가 이어진다. "선생님 간 맛있어요?", "와~ 소뇌를 어떻게 먹어요?", "고기 먹으면 진짜 살 안 쪄요?", "선생님 진짜로 그렇게 먹어요?", "어디서 사 먹어요?", "고기 비싸잖아요?" 등 고등학생의 질문 내용은 어른의 그것과 별반 다르지 않다.

나는 가짜 음식인 키토 가공식품을 포함한 각종 인스턴트 식품을 사 먹거나 유기농 채소나 외식에 낭비할 때보다 훨씬 더 저렴하게 모든 면에서 완벽에 가까운 진짜 음식을 즐기고 있다. 합리적인 가격과 편의성을 갖춘 좋은 식품 거래처를 다수 확보했고, 좀 더 맛있고 간단하게 먹을 수 있는 나만의 조리 노하우가 쌓였으며, 건강과 활력은 점점 더 증진되고 있어서 그 어느 때보다 만족스럽고 뿌듯하다.

진짜 음식인 동물성 식품에서 얻을 수 있는 영양분은 어마어마하다. 비타민 A레티놀, 비타민 C, 비타민 D3, 비타민 E, 비타민 K2, 비타민 B1티아민, 비타민 B2리보플라빈, 비타민 B3나이아신, 비타민 B4콜린, 비타민 B5판토텐산, 비타민 B6피리독살 및 피리독사민, 비타민 B7비오틴, 비타민 B8이노시톨, 비타민 B9엽산, 비타민 B10PABA, 비타민 B11PHGA, 비타민 B12코발라민, 비타민 B13오로트산, 비타민 B14, 비타민 B15판가민산, 비타민 B16DMG, 베타인칼슘철헴철, 마그네슘, 칼륨, 나트륨, 인, 구리, 아연, 셀

렌, 망간, 요오드, 염화물, 유황, 붕소, 크롬, 코발트, 게르마늄, 몰리브데넘, 규소, 바나듐, 콜레스테롤, DHA/EPA, 비타민 F, CLA, 코엔자임 Q10 등이다.

식물에 들어 있는 요오드나 비타민 또는 미네랄의 형태는 우리 몸이 흡수해서 활용하기가 어렵다. 영양소의 절대적인 양 자체도 동물성 식품에 비하면 형편없다. 따라서 우리 몸에는 식물성 식품보다는 동물성 식품이 훨씬 적합하다. 동물성 식품을 주식으로 했을 때 우리는 기본적으로 비타민 B군 영양소를 충분히 섭취할 수 있으며 동물의 간에는 비타민 A가 풍부하다. '진짜 음식' 중에서도 간의 비타민 A 함유량은 압도적인데 북극곰의 간은 소량만 섭취해야 할 만큼 비타민 A 함량이 높다.

동물의 내장은 천연 종합 영양제

여담으로 여기서 제약회사의 곰을 마케팅으로 앞세운 우루사와 같은 보충제가 떠오르는 건 나뿐인가? 간은 비타민 A 외에도 천연 종합 영양제라고 불릴 만큼 우리 몸이 필요로 하는 대부분의 영양소가 가득하다. 비타민 A는 계란, 신장, 고품질 지방방목 버터, 방목 고기에 많은 양이 들어 있다. 비타민 D3는 역시 내장, 계란, 생선, 고품질 동물성 지방에 풍부하다. 비타민 K2는 다소 생소할 수 있는 영양소인데, 프라이스 박사는 원시 집단이 공통적으로 풍부하게 섭취했던 가장 중요한 지용성 비타민 중에 하나로 동물성 식품에 존재하는 MK4 형태를 주목했다. MK4 형태의 비타민 K2는 특히 철새와 같은 조류의 간에 많은 양이 함유되어 있다. 닭보다는 거위나 오리의 간에 훨씬 더 풍부하다. 노른자와 초지 방목 생유제품에도 역시 포함되어 있다.

나는 웨스턴 프라이스 재단의 식단을 시작하기 전에 몸에 좋다는 MK7 형태의 비타민 K2가 풍부한 낫또를 즐겨 먹었다. 하지만 지금은 낫또를 전혀 먹지 않는다. 낫또의 원재료가 식물 독소가 유난히 많은 식물성 씨앗이기도 하고 MK7 형태의 K2는 생체 이용률이 매우 낮기 때문이다. 그래서일까? 낫또의 원산지인 일본의 의사들은 골다공증을 치료할 때 MK7이 아닌 합성된 형태의 MK4를 처방한다고 한다.

대표적인 지용성 비타민 A, D, K2는 서로 균형을 맞춰 섭취하는 게 좋다. 한쪽에 치우친 영양분 섭취가 다른 영양분을 고갈시켜서 영양소의 과다 혹은 결핍 증상을 유발할 수 있기 때문이다.

보통 육식이라 하면 살코기만 주야장천 먹어대는 '황제다이어트' 쯤으로 상상할지 모르겠다. 그랬다간 잘못된 저탄고지 다이어트처럼 영양 결핍은 떼어놓은 당상일 것이다. 부디 생선이나 해산물을 포함하는 고기와 달걀 그리고 간과 같은 내장육을 충분히 먹고 진짜 음식의 진가를 확인해보길 진심으로 바란다.

건강한 식단의 12가지 원칙

웨스턴 프라이스 재단은 프라이스 박사가 남긴 기록을 토대로 어떤 이해관계의 얽힘도 없이 오로지 인류의 오랜 원시 식단에만 기반을 둔 '건강한 식단의 12가지 원칙'을 다음과 같이 전한다.

건강한 식단의 12가지 원칙

1. 모든 종류의 정제되고 변질한 현대 상업과 공업의 결과물인 가짜 음식을 식단에서 제외한다.

2. 동물성 식품을 충분히 섭취한다.

3. 미량 영양소가 많은 식품을 먹는다.

4. 날것을 곁들여 먹는다.

5. 효소가 많은 식품을 먹는다.

6. 곡물과 견과류, 그리고 씨앗류는 불리고 발아하고 발효한다.

7. 다불포화지방 섭취를 줄이고 포화지방 섭취를 늘린다.

8. 오메가6와 오메가3는 엇비슷하게 섭취한다.

9. 소금을 충분히 섭취해야 한다.

10. 동물의 뼈, 특히 사골을 먹는 것이 좋다.

11. 동물의 머리부터 발끝까지 먹는다.

12. 다음 세대가 건강하게 자라나도록 각고의 노력을 기울인다.

그 외 웨스턴 프라이스 재단의 식단 지침은 다음과 같다.

프라이스 재단의 식단 지침

- 탤로, 라드, 버터와 같은 동물성 지방을 자유롭게 섭취한다.
- 허브와 함께 정제되지 않은 소금을 사용한다.
- 꿀이나 대추 시럽과 같은 전통적인 감미료를 쓴다.
- 저온 살균되지 않은 와인과 맥주는 소량만 섭취한다.

- 무쇠 또는 에나멜 코팅된법랑 조리기구만을 사용한다.

- 충분히 수면한다.

- 걷기, 요가, 수영과 같은 운동을 한다.

- 감사와 같은 긍정적인 생각을 기르고 용서를 실천한다.

참고하면 좋은 책과 사이트

- Forever Young, 《A New Science-based Strategy for Aging Well》: 가정의학과 의사이고 《뉴욕타임스》 베스트셀러 작가가 안티에이징, 즉 항노화 또는 건강하게 장수하는 것의 전문가로 저술한 책

- https://www.doctorkiltz.com/weston-a-price-diet/ '도서 영양과 신체 퇴화 스위스의 고립된 산골 마을과 현대화된 산골 마을 - 웨스틴 A. 프라이스 다이어트: 현대 생활을 위한 전통적인 지혜'

- https://youtu.be/rvHfNEX09Iw?si=R4J_k-fWHLdWsq2z 가브리엘레 라이온 박사(Dr. Gabrielle Lyon)

- https://youtu.be/Jl_vjYhhgKY?si=1NcaZijbHHMKiZbV 가브리엘레 라이온 박사(Dr. Gabrielle Lyon)

- https://drgabriellelyon.com/

- https://www.westonaprice.org/health-topics/nutrition-greats/francis-m-pottenger-md/#gsc.tab=0 '프랜시스 M. 포텐저, MD, Pottenger's Cats (포텐저의 고양이)'

- https://youtu.be/7m8kH8pdGPg?si=4-mAGVwbashPJu1F '포텐저의 고양이 실험 (생고기 vs 익힌 고기) (Francis Pottenger's Cats Experiment - Raw meats vs Cooked meats)'

- https://youtu.be/WYqugTIspF4?si=BgDKmOuxuVUhdnE8 'Keto Lookalikes Kill Carb Addicts (대체 키토 식품, 중독)'

- https://www.westonaprice.org/health-topics/abcs-of-nutrition/principles-of-healthy-diets-2/#gsc.tab=0 '건강한 전통 식단의 시대를 초월한 원칙 (Timeless Principles of Healthy Traditional Diets)'

- https://justmeat.co/wiki/vitamins/#a-detailed-analysis-of-nutrients-in-animal-foods '동물성 및 식물성 식품에서 영양소의 생체이용률 및 흡수'

- https://www.westonaprice.org/health-topics/gut-and-psychology-syndrome-gaps/#gsc.tab=0 '장과 신경 증후군 나타샤 캠벨-맥브라이드 소개'

이런 음식은 먹지 말자

식물성 씨앗 기름인 식용유

　나는 '식용유'라고 불리는 식물성 씨앗 기름을 절대로 먹지 않는다. 우리가 지난 몇십 년 동안 먹어 온 대두유는 물론 카놀라유, 포도씨유 등을 포함한다. 비교적 매우 저렴한 식물성 씨앗 기름은 공업용 폐기물을 맑고 깨끗하게 보이기 위해서 표백, 탈취 등의 수많은 공정 과정을 거쳤기 때문에 '절대 식용 불가'라고 표기해야 될 제품이다. 누구나 식용유가 만들어지는 과정을 알게 된다면 이 말에 수긍하리라고 본다.

　그렇다면 끔찍한 공정과정을 거치지 않고 압착만 한다는 올리브유나 아보카도유, 참기름, 들기름은 괜찮냐고 질문하는 누군가에게, 나는 산화가 빠르게 일어나고 가공이 얼마나 진행되었을지 모를 식물성 기름을 굳이 먹을 이유가 없어서 잘 먹지 않는다고 대답한다. 한때는 다소 비싼 값을 치르고 조리하는 데 엄청나게 사용했던 위와 같은 과일 기름식물성 열매 기름을 지금은 거의 먹지 않고 있으며 그 이유는 다음과 같다.

내가 과일 기름을 잘 먹지 않는 이유

내가 저탄고지 식단을 할 때 주로 사용했던 과일 기름은 아보카도 오일이다. 과일 기름 중에서도 비싼 편이긴 하지만 즐겨 먹던 신선한 아보카도를 생각하면 왠지 더 신선하고 건강한 기름일 거라는 기대 때문이었다. 그런데 내가 식품회사의 농간에 놀아난 것을 깨닫고는 단칼에 끊어버렸다. 시중에 판매되고 있는 아보카도 오일의 82%가 유통기한이 지나기 전에 산패됐거나 씨앗 기름이 섞인 가짜였기 때문이다.

올리브 오일은 단일불포화 지방산인 올레산도 들어 있지만 다불포화지방산인 오메가6 리놀레산도 포함하고 있다. 그래서 올리브유를 과하게 먹으면 오메가6의 섭취 비율이 높아질 수 있다. 구석기 시대에는 인류가 섭취하는 오메가6와 오메가3의 비율이 거의 동일했다. 현대에 와서는 곡물 식품과 곡물 사료 등으로 다불포화지방산오메가6와 오메가3 중에서도 오메가6 섭취 비율이 한도 없이 커졌다. 최근에 와서 오메가6와 오메가3의 비율을 1:1로 맞추어 섭취하는 것이 건강 상식으로 자리 잡았지만 섭취 비율만이 중요한 것이 아니다. 인류의 원시 집단은 다불포화지방산이 총열량 섭취량의 4%를 넘지 않을 만큼 적은 양을 섭취했다. 다불포화지방산의 섭취량 자체가 매우 적었다는 얘기다.

내가 키토제닉 식단 중 먹던 마늘과 올리브 오일을 넘치도록 첨가한 샐러드와 감바스는 오롯한 동물성 식품, 즉 진짜 음식에 비해 썩 좋은 음식이 아니라는 것을 카니보어 식단을 하고서 깨달았다. 하물 며 올리브 오일 역시 아보카도 오일처럼 제조업체에 의해 불순물이 섞일 수 있다고 하니 더욱 꺼려진다.

코코넛 오일은 식물성 기름이지만 불안정한 오메가6 지방산이 거의 없고 대부분 포화지방으로 이루어진 기름이다. 나는 코코넛 오일 특유의 향을 좋아해서 키토제닉 식단을 할 때 방탄코코아(방탄커피에 커피 대신 코코아 가루를 넣어 만든 음료)로 먹고 튀김 음식을 할 때도 종종 이용했다. 그런데 팔레오 메디시나에 따르면 코코넛 오일은 중쇄지방 산이 장 치밀 결합부를 느슨하게 만들어 장누수를 일으킬 수 있다. 나는 외식이나 식사 초대에서 과일 기름이 주어질 때 가끔 섭취하기도 하지만 대부분 가격이나 영양, 안전성 등 여러모로 훨씬 낫다고 생각 하는 동물성 기름을 직접, 그것도 손쉽게 만들어 먹고 있다. 내가 먹 는 식용유는 〈나는 무엇을 어떻게 먹을까?〉 편에서 다루려고 한다.

가공식품은 일절 허용하지 않는다

나는 '가공식품'도 일절 허용하지 않으려고 애쓴다. 가공식품은 위에서 언급했듯이 끔찍하게 나쁜 식물성 식용유와 각종 화학물질 이 대부분 포함되어 있기 때문에 선택하지 않을 자유를 누리기로 결 단했다. 때때로 사회적 동물인 내가 어쩔 수 없이 외식을 하게 되면

육식 혁명 카니보어

이런 가짜 음식에 노출될 때가 있다. 처음에는 참 곤란한 일이었지만 몇 년째 식단을 해오면서 현재는 나만의 규칙을 세우고 사회생활을 즐긴다.

식물 독소를 품은 채소

나는 수많은 종류의 식물 독소를 가지고 있는 '채소'를 일절 먹지 않는다. 식물은 포식자로부터의 공격에 스스로를 보호하기 위해 포식자에게 위해가 될 수 있는 독소를 품고 있다. 이 식단을 하기 전 나는 채식을 위주로 하는 식단을 했었다. 그로 인한 건강상의 문제는 식단에서 식물을 완전히 배제한 후에 극명하게 알 수 있었다. 설사와 변비를 반복하는 각종 장문제(복부 팽만, 냄새 고약한 가스, 더부룩함, 소화 불량, 잦은 트림)와 각종 만성염증의 많은 부분이 이 때문임을 몸소 체험을 통해 확인했다.

인간이 동물성 식품을 통해 영양소를 얻어야 하는 이유

채소를 통해서 섭취하고자 하는 각종 비타민과 미네랄은 육식을 함으로써 훨씬 효율적으로 얻을 수 있었다. 대부분의 사람들이 건강한 장을 위해 꼭 필요하다고 알고 있는 식이섬유에 대해서 나는 완전히 다른 의견을 갖고 있다. 식이섬유에 대해서 나와 비슷한 생각을 가진 한 의사는 식이섬유는 장을 닦는 수세미와 같다고 표현하기도 했다. 실제로 내 몸을 통해 체험한 바로는 식이섬유는 극심한 설사와 변비를 일으키고 쓸데없이 대변 양만 늘릴 뿐 섭취하지 않아서 생기는 문제는 전혀 발생하지 않았다.

나는 영농이라는 체험 프로그램에서 하루 종일 소와 함께 지낸 적이 있다. 아마도 여러분이 엄청난 양의 풀과 곡물 사료를 하루 종일 먹고(곡물이 아닌 풀을 먹이는 게 바람직한 사육환경이라고 생각한다) 엄청난 양의 변을 배출하는 소를 본다면 적잖게 놀랄 것이다. 소와 같은 반추동물은 네 개의 위를 통해 이러한 식물 독소나 식이섬유를 소화, 발효시켜 영양분으로 섭취한다.

나는 인간이 직접 소화하기 힘든 식물성 식품을 소화하고 인간에게 필요한 영양분을 온몸에 저장해놓은 초식동물을 우리가 먹고 영양분을 섭취하는 것이 지극히 자연스럽다고 본다. 따라서 생리적으로 육식에 적합한 인간이 식물성 식품을 먹으면 탈이 나는 것도 지극히 당연해 보인다.

백미를 제외한 씨앗류

나는 견과류를 포함하는 '씨앗류'를 먹지 않는다. 동물의 새끼와 마찬가지인 식물의 씨앗 자체에는 성장에 필요한 영양소도 많이 함유하고 있지만 스스로를 보호하기 위한 식물성 독소도 특히 더 많이 함

육식 혁명 카니보어

유하고 있다. 특히 건강식품으로 각광받는 콩을 비롯한 콩으로 만든 두부도 먹지 않는다. 그 이유는 식물성 독소는 당연하고 엄청난 양의 성호르몬 유사 물질도 함께 들어있기 때문이다.

이 물질은 호르몬을 교란시키고 과하면 특히 엉덩이와 허벅지에 체지방을 쌓아 상체에 비해 하체가 뚱뚱한, 흔히 말하는 하체 비만 체형을 유발할 수 있다고 한다. 나도 사춘기 이후 하의는 늘 상의보다 한 사이즈 큰 옷을 입어야 했다. 식단 이후 현재는 당연히 하체 비만에서 벗어나서 상체와 하체가 적절한 균형을 이루고 있다. 실제로 이 식단을 함께하는 많은 여성들이 여성호르몬이 정상화되고 생리의 양상이 개선되는 등 효과를 누리고 있다.

단, 대표적인 씨앗의 하나인 쌀은 백미의 형태로 식단에 허용한다. 도정을 많이 할수록 독소들이 깎여 나갈 것이고, 그래서 씨앗의 독소로부터 안전하게 쌀을 먹을 수 있다고 믿기 때문이다. 그마저도 1년에 손꼽을 만큼 드물게 먹지만 말이다. 왜냐하면 칼로리 외에는 영양가가 거의 없다고 생각하기 때문이다. 설날 백미로 만든 가래떡으로 끓인 떡국을 식구들과 함께 즐기는 정도다. 한때 백미보다 건강에 훨씬 이롭다는 현미를 먹고 현미 밥알이 그대로 변으로 나오는 경험을 했다. 아마도 이런 식물 독소 때문에 소화 및 흡수가 되지 못한 것으로 추측한다. 그런데도 미련하게 백미보다 몸에 좋다는 현미를 아무런 의심 없이 끼니 때마다 챙겨 먹던 과거가 후회스럽다.

나는 또한 건강식품으로 널리 알려진 견과류도 잘 먹지 않는다. 역시 식물의 씨앗으로 많은 양의 독소가 함유되어 있기 때문이다. 그 독소를 중화하는 방법이 전해 내려오기는 하나 번거롭고 많은 정성과 시간이 들어가는 일이라서 나는 견과류보다 더 효율적으로 영양분을 얻을 수 있는 다른 식재료_{동물성 식품}를 선택한다. 더욱이 견과류는 저장이나 운반 등의 환경에 의해서 곰팡이에 노출될 가능성이 높다.

식물성 씨앗으로 만든 커피

나는 커피를 마시지 않는다. 학창시절 시험을 앞두고 밤을 새워 공부를 하기 위해서 커피를 한두 잔 마셔본 게 다일 정도로 흔히 말하는 커피의 부작용(불면, 심계항진-심장 쿵쾅거림, 손 떨림 등)에 취약해서 다른 사람들처럼 커피를 즐기지 못했다. 커피의 폐해를 알고 난 뒤로는 사람들과 어울려 어쩌다 한 모금씩 음미하던 그마저도 잘하지 않는다. 식물의 씨앗인 커피 원두 역시 여러 종류의 식물 독소를 가졌고, 우리가 커피의 부작용 하면 떠올리는 카페인도 다량 함유하고 있다. 카페인 역시 곤충과 초식 동물에 의해 손상되는 것을 방지하기 위한 화학물질 중 하나로 커피 식물에서 생산되는 살충제라 할 수 있다. 카페인은 커피 콩이 까맣게 타버릴 때까지 파괴되지 않는다고 한다.

뇌에서 생성되는 아데노신은 졸음을 유발해 휴식을 유도하고 우리 몸의 회복을 돕는다. 그런데 커피의 카페인은 이 아데노신 수용체에 대신 결합함으로써 휴식이나 수면의 욕구를 차단해 몸이 회복하는 것을 방해하고 억지로 깨어있게 만든다. 카페인은 뇌의 쾌락 중추를 활성화시키는 도파민이라는 신경전달물질과 아드레날린 생산을 증가시켜 컨디션과 기분을 조작한다. 하지만 카페인으로 인한 아드레날린이 사라지면 더한 피로와 우울감에 직면하고 또다시 커피를 갈망하게 만든다. 카페인에 기인한 장기적인 수면 부족과 더해지는 피로감은 카페인 중독이라는 악순환에 빠져들게 만든다. 카페인을 끊으면 극심한 피곤과 우울, 뇌혈관이 확장되면서 머리가 깨질 듯한 두통을 경험할 수 있다. 이러한 금단 증상은 카페인 중독자가 더욱 카페인을 갈망하도록 만든다.

커피는 이렇게 몸을 망친다

커피의 이뇨 작용으로 인해 피부 건조나 노화 등의 피부 트러블이 생기기도 한다. 커피는 소량 섭취하더라도 장 투과성을 증가시켜 염증과 알레르기를 유발할 수 있다고 한다. 또한 철분과 같은 특정 영양소의 흡수를 방해한다. 해외에서 수입되어 오는 다른 견과류와 마찬가지로 운반 및 보관 기간 등에 의한 곰팡이 문제는 두말하면 잔소리다. 커피콩의 상당 부분이 진균독소라고 불리는 독성 곰팡이에 오염되며 그 독소는 아플라톡신 B1 aflatoxin B1과 오크라톡신 A ochratoxin A라고 한다.

식단 커뮤니티의 한 여성은 육식 식단을 잘 유지하는 동안 마신 대부분의 커피가 어김없이 곧장 객담을 만들어냈으며 아주 가끔은 객담이 전혀 생기지 않는 커피도 있었다고 했다. 그녀는 커피를 마신 후 목에서 느껴지는 이물감과 객담의 유무가 곰팡이에 노출된 커피와 그렇지 않은 커피의 차이 때문일 거라고 추측한다. 우리는 같은 날 커피가 우리 몸에 미치는 영향에 대해 완전히 상반된 정보를 접하기도 한다. 무릇 커피 섭취의 단점과 이점은 아직 명확하지 않다.

팔레오 메디시나의 한 의사는 입증된 사실에 의해 커피는 건강에 좋지 않다고 판단하며, 따라서 커피 섭취를 자제하거나 특별한 때 좋은 원두로 만든 커피만 마시길 권한다. 커피의 일시적인 각성효과가 실제로 건강이 증진되어서가 아니라는 사실을 알면서도 무시하고 외면했는가? 그렇다면 더는 건강을 담보로 빌린 날아갈 듯한 각성효과를 건강을 갉아먹는 커피의 부작용으로 갚지 않길 바란다.

나는 무엇을 어떻게 먹을까?

방목하고 풀 먹인 반추동물 고기를 먹어라

동물성 식품을 기반으로 하는 이 식단을 처음 접하고 나처럼 시도해보려는 대부분의 사람들이 가장 궁금해하는 것이 무엇을 어떻게 먹느냐는 것이다. 지금부터 프라이스 식단과 PKD 식단을 토대로 내가 주로 먹는 것을 소개하고자 한다.

첫 번째, 나는 각종 육류 고기, 특히 방목하고 풀 먹인 반추동물 위주로 먹는다. 공장식 축산 방법으로 비좁은 축사 안에서 참혹하게 사육되는 가축을 본다면 아마도 육식을 포기하거나 당장 눈에 불을 켜고 방목된 동물의 식품을 찾아 헤맬 것이다. 특히 내가 돼지고기보다 소나 양고기를 더 즐겨 먹는 이유는 앞서 전한 바 있는 콩과 옥수수를 잔뜩 먹인 돼지의 리놀레산 문제도 있지만 풀 먹인 반추동물과 비교해서 합리적인 가격의 방목된 돼지고기를 찾는 건 하늘의 별 따기만큼 어려워서이기도 하다.

생돼지고기보다는 숙성돼지고기를 먹어라

문득 돼지고기에 대한 매우 흥미롭고 유용한 정보가 하나 떠오른다. 내가 자주 교류하는 식단 커뮤니티에는 제각각의 다른 이유로 이 식단을 접하고 이어가는 다양한 사람들이 있다.

한 40대 여성은 어느 날 발뒤꿈치에 감각을 느낄 수 없는 이상증상으로 여러 군데 병원을 전전했으나 도통 원인을 알 수 없었다고 한다. 하지만 웨스턴 프라이스 재단의 연구자료를 통해 답을 찾고 씻은 듯이 문제를 해결할 수 있었다. 그 여성은 저탄수화물 고지방 식단을 할 때 좋아하는 돼지고기 위주의 식단을 장기간 지속했다. 이것이 건강 문제를 일으킬 거라고는 꿈에도 모른 채 말이다.

염지하지 않은 고기가 일으키는 문제

서양인들은 햄이나 베이컨과 같이 염지와 훈연으로 풍미가 더해진 돼지고기를 즐기는데 비해, 우리나라 사람들은 양념에 재우는 전통적인 방법으로 돼지고기를 조리하기도 하지만 거의 생목살이나 생삼겹살을 숯불이나 팬에 구워서 먹는 요리를 즐긴다. 도대체 생돼지고기를 구워서 자주 먹는 것이 발의 감각이상과 무슨 관련이 있을까? 프라이스 재단은 돼지고기를 염지해 먹는 전통적인 조리법과 생돼지고기를 바로 조리해서 먹는 현대의 조리법 간에 차이를 연구했다.

연구 결과는 다소 충격적이었다. 염지하지 않은 고기를 섭취한 사람의 혈액에서 염증성 혈액 응고가 1시간 이상 계속되었다고 한다. 이는 전신의 염증과 심장마비 그리고 뇌졸중을 일으키는 혈전과 연관이 있다. 혈액 응고가 만성적으로 지속되면 심혈관계 질환과 암, 자가면역 질환, 만성퇴행성 질환이 발병할 수도 있다고 한다. 그리고 놀랍게도 염지한 돼지고기를 섭취 후 채혈한 혈액은 아무런 문제가 없었다.

도대체 염지하지 않은 돼지고기는 왜 혈액응고를 일으키는 걸까? 연구팀은 다른 육고기와는 다르게 생돼지고기에는 아직 밝혀지지 않는 독성이 존재하는데 가열만으로는 이 독성을 제거할 수가 없다고 한다. 그리고 혈액응고를 막으려면 소금과 산성 등으로 돼지고기를 숙성하는 과정이 필요하다는 사실도 알아냈다. 즉, 돼지고기가 안전한 음식이 되려면 열을 가하기 전에 반드시 소금과 식초 등으로 숙성하는 과정을 거쳐야 한다는 얘기다.

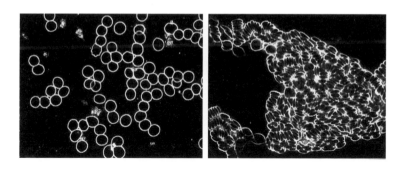

돼지고기 섭취 전후의 혈액 사진 비교

전통적인 조리법으로 만든 염장 고기들

오래전부터 많은 양의 돼지고기를 먹어온 중국에서는 식초에 절이는 조리법이 전통적으로 내려온다. 보통 우리에게 익숙한 소시지, 햄, 베이컨에 해당하는 살라미(말린 햄), 프로슈토(이태리-돼지고기 뒷다리 염지), 하몽(스페인-돼지고기 뒷다리 염지), 잠봉(돼지, 가금류 다리 훈연 햄), 초리조(스페인식 반건조 소시지) 등도 전통적인 조리법에 의한 식품이라고 한다. 나는 이 사실을 알고 난 후 돼지고기를 먹을 때는 반드시 고기 무게의 1%에 해당하는 소금을 뿌리고 3일 이상 냉장실에 두었다가 먹는다. 어쩔 수 없이 외식으로 삼겹살을 먹을 때는 제대로 염지가 되었는지는 알 수 없으나 '숙성 돼지고기'라는 메뉴가 있는 식당을 이용하는 것으로 위안을 삼는다.

동물의 내장육을 먹자

두 번째, 나는 동물의 내장육을 먹는다. 특히 반추동물의 간은 필수로 먹고 타조 등 조류의 간이나 아구애와 같은 생선 간도 기회가 되면 즐긴다. 그 외 신장, 심장, 뇌천엽, 지라도 먹는다. 웨스턴 프라이스 박사는 대구간유(비타민 A, D의 원천)와 버터(비타민 K의 원천)를 함께 사용하는 것이 미네랄을 흡수하는 데 매우 효과적임을 확인했다. 이 조합으로 충치, 뼈 질환, 성장 문제, 관절염과 퇴행성 질환, 기타 질병들을 치료했다. 실제로 식단 커뮤니티에는 성인인데도 키가 더 크고 이와 잇몸이 매우 튼튼해진 사례를 종종 접한다.

내 나이 또래라면 알 만한《말괄량이 삐삐》라는 오래된 책에는 간유에 대해서 대구·연어 등의 신선한 간에서 얻은 지방유로 자라는 어린이의 영양 보충에 사용한다고 언급하기도 한다.

나의 장 상태가 엉망일 때 지독한 가스 냄새를 아무 말 없이 인내해준 남편은 식단에도 동참해주어 나보다 간을 더 잘 먹고 있다. 나는 주로 파테(곱게 갈고 익힌 간)를 만들어 먹는데 남편은 생간과 버터의 조합이 훨씬 낫다고 한다. 처음에는 간 특유의 냄새와 식감을 부담스러워했으나 요즘은 간을 보면 파블로프의 개처럼 입에 침이 고인다며, 먹고 싶고 맛있어서 그런 건 아니라서 신기하기도 하고 의아하다고 한다. 그런 남편에게 나는 "몸이 필요한 영양분 덩어리가 곧 섭취될 것을 알고 저절로 기뻐서 날뛰는 거 아냐?"라고 농담을 건넨다.

간과 소위 슈퍼푸드 불리는 음식의 영양소 비교

100g	사과	당근	적색육	소고기 간
칼슘	3.0mg	3.3mg	11.0mg	11.0mg
인	6.0mg	31.0mg	140.0mg	476.0mg
마그네슘	4.8mg	6.2mg	15.0mg	18.0mg
철	0.1mg	0.6mg	3.3mg	8.8mg
아연	0.05mg	0.3mg	4.4mg	4.0mg
구리	0.04mg	0.08mg	0.18mg	12.0mg
비타민 A	없음	없음	40IU	53,400IU
비타민 D	없음	없음	추적하다	19IU
비타민 E	0.37mg	0.11mg	1.7mg	0.63mg

비타민 C	7.0mg	6.0mg	없음	27.0mg
티아민	0.03mg	0.05mg	0.05mg	0.26mg
리보플라빈	0.02mg	0.05mg	0.20mg	4.19mg
니아신	0.10mg	0.60mg	4.0mg	16.5mg
핀토텐산	0.11mg	0.19mg	0.42mg	8.8mg
비타민 B	60.03mg	0.1mg	0.07mg	0.73mg
엽산	8.0mg	24.0mg	4.0mg	148.0mg
비오틴	없음	0.42mcg	2.08mcg	96.0mcg
비타민 B12	없음	없음	1.84mcg	111.3mcg

표 출처 웨스트 프라이스 재단
https://www.westonaprice.org/health-topics/sacred-foods-for-exceptionally-healthy-babies-and-parents-too/#gsc.tab=0

동물의 머리부터 발끝까지 다 먹자

세 번째, 동물을 머리부터 발끝까지 전체를 다 먹는다. 멸치, 열빙어, 양미리, 족발, 꼬리곰탕, 사골국, 우족탕, 소머리국밥, 머릿고기, 곱창, 대창, 고깃집에서 덤으로 주는 생간과 천엽, 순대와 함께 먹는 돼지 간, 허파, 오소리감투…. 우리나라 음식 중에 동물의 머리부터 발끝까지 식재료로 사용하는 음식을 생각나는 대로 나열해보았다. 사람들은 생선을 보통 통째로 먹지 않고, 육고기도 살코기 위주로만 먹는 경향이 있다. 더욱이 동물성 지방이 나쁘다는 말을 철석같이 믿고 실제로는 몸에 매우 유익한 지방을 먹지 않으려고 애쓴다.

사냥하던 인류가 동물의 내장을 버리기는커녕 매우 귀하고 중요

육식 혁명 카니보어

하게 여긴 이유는, 내장에만 있는 특정한 미량 영양소를 섭취하기 위해서였다. 간, 신장, 비장, 심장, 흉선, 췌장 같은 내장과 지방이 부족하면 동물을 더 사냥해서 보충하고 남는 살코기는 내다버렸다. 흡사 동물에 관한 다큐멘터리에서 사자가 먹이의 내장만 파먹고 떠나는 장면이 떠오른다. 우리가 고기를 아무리 먹어도 내장을 섭취하지 않으면 충분한 양의 미량 영양소를 얻을 수가 없다. 팔레오 메디시나에서는 일주일에 250g 이상의 간, 뇌, 골수 섭취를 권장한다.

제철 자연산 해산물을 먹자

네 번째, 나는 각종 해산물을 즐겨 먹는데 되도록 제철에 나는 자연산 해산물을 먹으려고 시도한다. 제철에 나는 해산물은 영양가도 많고 가격도 저렴하다.

동물의 지방이 진짜 식용유다

다섯 번째, 나는 양 지방, 소 지방, 돼지 지방을 즐겨 먹고 탤로, 라드를 식용유로 활용한다. 돼지의 라드(돼지 지방으로 만든 식용유)보다는 반추동물의 탤로(소, 양 지방으로 만든 식용유)가 훨씬 더 영양이나 가성비 면에서 훌륭하다. 구하기 힘들다면 굳이 라드를 구입할 필요는 없다고 생각한다. 소나 양 탤로와 같은 반추동물의 지방은 미토콘드리아의 지방대사 기능을 활성화하는 스테아르산 비율이 높아 체중 감량에도 더 효과적이다.

소금에 씌워진 누명을 벗기자

여섯 번째, 나는 소금을 듬뿍듬뿍 쳐서 먹는다. 빛과 소금이라는 말이 있을 만큼 소금은 우리 몸에 없어서는 안 되는 필수 미네랄이다. 소금을 많이 먹으면 고혈압과 심장병을 일으키니 저염식을 해야 한다는 기존 상식을 굳게 믿고 있는 사람이라면 내가 매우 걱정스러워 당장이라도 잔소리를 하고 싶을 수도 있다. 하지만 복음을 전하듯 잔소리를 하고 싶은 사람은 정작 나다. 왜냐하면 소금의 결핍 증상을 몸소 뼈저리게 경험했고 권장하는 소금 섭취량의 몇 배를 먹은 후에야 그 결핍 증상을 모두 극복하고 인공감미료가 잔뜩 들어간 음식의 중독으로부터 벗어날 수 있었기 때문이다.

세계보건기구WHO는 5g의 소금을 1일 섭취량으로 권장한다. 미국의 식단 가이드라인은 하루에 2300㎎ 이하의 나트륨 섭취할 것을 권장하는데, 이를 염화나트륨인 소금으로 환산하면 6g이다.

그러나 각각의 사람이 처한 환경 조건이나 상황에 따라 필요로 하는 양은 다를 수밖에 없고 그에 따라 권장 소금 섭취량도 달라야 한다. 팔레오 메디시나에서는 같은 양의 소금을 함유한 음식이 월요일에는 너무 짜고 화요일에는 맛이 없을 수 있다며 소금 섭취량에 제한을 두는 것은 무의미하다고 주장한다.

따라서 PKD 식단은 좋은 품질의 소금을 원하는 만큼 섭취하도록 허용한다. 혹시 바닷물과 혈액의 염도인 0.9% 정도의 국물요리가 유난히 당긴다면 차를 마시듯 따뜻한 소금물을 마셔보길 권한다. 그리고 나처럼 놀라운 컨디션의 변화를 느껴보길 바란다.

저염식이 오히려 위험할 수 있다

지금도 고혈압을 예방하는 방법으로 염분을 제한해야 한다는 주장이 만연하지만, 그 반대의 의견을 뒷받침하는 연구결과가 계속 축적되고 있다.

《미국 의학협회 저널Journal of the American Medical Association》에 따르면 염분 섭취량을 조금만 줄여도 심혈관 질환 및 사망 위험이 증가하는 것으로 나타났다. 또한 2010년 하버드 연구원의 논문에 따르면 지난 40년 동안 미국인들 사이에서 고혈압이 증가했지만 나트륨 소비는 제자리걸음이었다. 혈압은 스트레스, 나이, 운동, 유전 및 식습관에 의해 영향을 받으며 점점 더 많은 전문가들이 과당을 과다 섭취하는 식습관을 고혈압의 실제 원인으로 인식하고 있다.

소금이 부족하면 생기는 증상

부신은 혈압, 포도당 수치, 미네랄 대사, 치유 및 스트레스 반응을 조절하는 호르몬을 포함한다. 소금은 부신의 알도스테론과 같이 신체의 신진대사를 원활하게 유지하는 호르몬의 생성을 돕는다. 우리 몸은 신장과 땀샘을 통해서 지속적으로 배출하는 염분의 체내 농도를 필수 수준으로 유지하기 위해서 수분도 함께 배출한다. 만약 소금을 아예 먹지 않는다면 어떻게 될까? 맹물을 아무리 마셔도 몸은 일정한 염분 농도를 유지하기 위해서 수분을 보충하는 족족 배출하고 말 것이다. 말 그대로 밑 빠진 독에 물 붓는 격이다. 결국 몸의 혈류량이 줄어들고 탈수와 갈증 상태에 놓일 것이다.

내가 영농 프로그램에 참여해 농사를 지을 때의 일이다. 더위에 몸을 많이 움직이고 땀을 많이 흘린 후 갈증으로 얼음물을 연거푸 마셔대다가 한여름에 개도 안 걸린다는 감기에 걸려서 한참 동안 고생했다. 진즉에 소금을 조금 타서 물을 마셨더라면 얼음물을 그렇게 들이키지 않았을 텐데 말이다.

소금은 단백질 소화에 필요한 염산의 주성분이며 저염산으로 인한 증상으로는 복부팽만, 여드름, 철분 결핍, 트림, 소화불량, 설사 및 여러 가지 음식 알레르기가 있다. 염산 외에 소금의 또 다른 구성 요소인 나트륨Na은 심장 박동, 신경 자극 및 근육 수축에 관여한다. 나트륨은 또 지방이 흡수될 수 있도록 지방을 유화시키는 담즙 생성에 관여하므로 지방을 소화하기 위해서는 소금이 필수적이다.

소금은 대체 불가능한 식품이다

수십 년 전 미국에서는 소금이 불필요한 악이며 가장 위험한 식품

육식 혁명 카니보어

첨가물이라며 섭취를 제한했고 이와 맞물려 소금 대체품들이 나타났다. 하지만 소금은 실제로 우리 몸에서 대체 불가하기 때문에 소금 모조품의 사용은 치명적인 소금의 결핍 증상만 초래할 뿐이다. 우리가 소금 대신 인공감미료를 사용하면 소금이 충족될 때까지 폭식하고 비만으로 이어질 가능성이 있다. 이는 심부전과 성장 장애를 포함하는 많은 건강 문제를 일으킬 수 있다.

2010년 하버드 연구에서는 저염식을 한 피험자가 7일 이내에 당뇨병의 전조 증상인 인슐린 저항성이 생겼다고 했다. 2007년 한 연구에서는 저염식을 한 산모로부터 태어난 저체중아의 혈청 나트륨 수치가 낮았으며 또 다른 연구에서는 나트륨이 낮은 영아가 10대가 되었을 때 신경 발달 기능이 저하될 수 있다는 사실을 발견했다.

하지만 여전히 많은 전문가가 임산부와 수유부에게 저염식을 하도록 유도하고 유아의 식단에서 소금을 제한하고 있다. 출생 직후의 미숙아에게 소금이 보충되었을 때 언어, 기억력, 지능이 모두 더 좋아졌다. 이는 소금이 미숙아의 두뇌 발달에 매우 중요함을 시사한다.

1936년에 맥케인McCance이라는 영국의 한 연구원은 세 명의 인체 염분 수치를 빠르게 낮추는 실험을 하고 다음과 같이 결과를 발표했다. 그들은 즉시 살이 빠지고 아파 보이기 시작했으며, 음식은 맛이 없어지고 기름진 음식은 메스껍게 느껴졌다. 물을 많이 마셔도 갈증이 가시지 않았다. 그들은 잦은 경련을 경험했고 셋 중 둘은 악몽에 시달렸다. 무감각해지고 말하기가 어려우며 정신 능력이 둔감해졌다.

그런 그들이 다시 소금 섭취를 시작하자마자 정상적인 건강과 활력을 되찾았다고 한다. 현재 열심히 저염식 중인데도 건강 상태가 형편없다면 매일 아침 따뜻한 소금물 한 잔과 소금을 마음껏 뿌린 맛있는 음식으로 식사를 즐겨보길 바란다.

방목한 닭의 알을 매일 먹는다

일곱 번째, 나는 방목한 닭의 알(난각번호 1번 계란)을 매일매일 먹는다. 콜레스테롤이 풍부한 달걀은 사실 간단하게 어디서든 먹을 수 있는 진짜 인스턴트 식품(즉석에서 간단하게 조리해 먹을 수 있는 식품)이지만 콜레스테롤과 함께 부당하게 오해를 받아왔다. 이제는 콜레스테롤이 풍부한 음식을 먹는다고 콜레스테롤 수치가 높아지는 것이 아니며 높은 콜레스테롤 수치의 주요 요인은 높은 탄수화물의 섭취라는 것을 알 만한 사람은 안다. 오히려 달걀과 같이 설탕과 탄수화물이 적은 식품을 섭취함으로써 인슐린 수치를 낮추고 콜레스테롤 수치를 안정화시킬 수 있다. 삶은 달걀은 비타민 C를 제외한 모든 비타민, 모든 필수 미네랄, 단백질, 건강한 지방, 항산화제, 콜린 등을 함유하고 있다.

버터와 비살균 유제품은 해롭지 않다

여덟 번째, 나는 버터 및 비살균 유제품을 먹는다. 우리가 즐겨 먹는 우유 역시 계란과 같이 논란이 되는 식품이다. 우유의 섭취는 우리에게 불필요하며 알레르기, 암 및 당뇨병과 같은 건강 문제와 연관되어 있다는 주장이 있는 반면에 우유는 뼈 건강 등에 좋은 슈퍼푸드라는 의견도 있다. 이러한 논란에도 불구하고 우유와 유제품을 꼭 먹고 싶은 사람들에게는 다음과 같은 사실이 분명 도움이 될 것이다.

우유의 살균으로 죽는 것은 영양성분이다

우유에 관한 논란의 중심에는 우유의 살균과 유지방의 균질화라는 공정과정이 있다. 살균은 우유를 열처리해 박테리아를 죽이는 과정이다. 유제품 회사는 우유가 상업화되면서 대량 생산과 유통을 위한 살균과정이 필요했다. 이때부터 원유는 우유 소비자가 살균 우유가 생우유보다 우수하다고 믿게 될 때까지 온갖 질병의 원인이라는 비난을 받았다.

그러나 진실은 살균하지 않은 우유보다 살균된 우유를 마시는 것이 훨씬 더 위험하다. 살균은 유익한 박테리아를 죽일 뿐만 아니라 우유의 영양분 함량도 크게 감소시킨다. 살균으로 인해 비타민 A, D, E가 최대 66% 손실되며 비타민 C 손실은 일반적으로 50%를 초과한다. 살균 과정에서 비타민 B6와 B12가 완전히 파괴된다. 또한 유익한 효소, 항체 및 호르몬을 파괴한다. 살균은 리파아제^{지방을 분해하는 효소}를 파괴해 지방 대사와 지용성 비타민 A 및 D를 흡수하는 능력을 떨어뜨린다. 칼슘과 기타 미네랄에 대해서도 마찬가지다. 우리는 우유가 훌륭한 칼슘 공급원이라는 사실을 알고 있지만 살균 우유는 그렇지 않다. 특히 초고온살균135℃에서 2~3초은 우유의 유통기한을 최대 4주까지 연장할 수 있어서 많은 유제품 브랜드에서 이 공정 과정을 거친다고 하니 잘 살펴볼 일이다.

균질화는 유지방의 산화와 부패의 원인이다

젖소에서 바로 나온 생우유를 투병한 유리병에 담아 관찰하면 마치 물과 분리되는 기름처럼 유크림유지방분이 분리되어 위로 떠오르는 것을 볼 수 있다. 유지방 균질화는 이렇게 분리되는 유지방을 우유 전체에 고르게 분포시키는 공정 과정이다. 이 과정은 공기에 노출되는 지방의 표면적을 부자연스럽게 증가시켜 지방이 쉽게 산화되고 부패하게 만든다. 따라서 균질화는 심장병 및 죽상 동맥 경화증과 관련이 있다. 뿐만 아니라 이러한 공정 과정을 거친 우유는 설사, 구토, 복통, 경련, 가스, 팽만감, 메스꺼움, 두통, 부비강 및 흉부 울혈, 목의 통증과 같은 알레르기 증상을 유발할 수 있다. 또한 천식, 당뇨병, 만성 감염, 비만, 골다공증, 전립선암, 난소암, 유방암, 결장암 등과도 관련이 있다고 한다.

웨스턴 프라이스 재단의 샐리 팔론 모렐ally Fallon Morell은 한 인터뷰에서 유당불내증을 앓고 있는 사람들의 82%가 생우유를 아무 문제 없이 마실 수 있다는 연구 결과를 언급한다. 그래서 식단 커뮤니티

육식 혁명 카니보어

멤버들 사이에는 "유당불내증이 아니라 살균불내증이었네"라는 우스 갯소리가 유행한 적도 있다.

한편 웨스턴 프라이스 재단의 리얼 밀크 캠페인은 초지 방목된 소의 전유(유지방을 포함하는)가 살균 및 균질화를 거치지 않고 유통될 수 있도록 대중을 교육하고 농부를 지원하며 규제를 개혁하는 운동이다.

목초를 먹여 키운 젖소에서 생산된 가공되지 않은 우유는 지용성 비타민 A 및 D, 칼슘, 비타민 B6 , B12 및 체중 감량에 효과적이라고 알려진 공액리놀레산 등을 함유하고 있다. 진짜 우유는 완전한 단백질의 원천이며 효소가 풍부해 치료 식품이 될 수 있는 슈퍼푸드이다. 따라서 우유에 대한 논란은 우리의 먹거리에서 살균과 유지방 균질화 공정 과정을 거친 상업용 우유를 완전히 배제하고 방목된 젖소로부터 얻은 가공되지 않은 우유와 유제품을 먹는 것으로 마무리하면 좋겠다. 그러나 안타깝게도 우리나라에서는 비살균 치즈 몇몇 종류를 제외하고는 비살균 유제품 유통이 금지되어 있다. 따라서 내가 먹는 유제품은 몇몇 비살균 치즈와 버터에 국한되어 있다.

몇 가지 제철 과일을 조금씩 곁들인다

아홉 번째, 섬유질이 적고 식물 독소가 거의 없는 몇 가지 과일을 조금씩 곁들이는 정도로 즐긴다. 과일은 보통 크게 위험한 독소를 함유하고 있지는 않고 껍질과 씨앗을 제거하면 안전한 편이다. 제철 과일을 위주로 적은 양을 씨와 껍질을 제거하고 먹어도 사람마다 소화장애나 염증이 생기는 경우를 종종 보았다. 나는 바나나를 1개 이상 먹으면 약간의 위통과 소화불량을 겪지만 여름에 복숭아를 먹었을 때는 속도 편하고 배변에도 크게 영향을 미치지 않는다. 귤과 같은 시트러스 과일을 먹으면 얼굴에 뾰루지 등의 염증반응을 일으키는 사람들도 보았다. 각자 섭취해보고 자신에게 잘 맞는 과일과 그 양을 조절해보는 것이 좋겠다.

정제되지 않은 생꿀을 먹는다

열 번째, 생꿀law honey, 즉 정제되지 않는 자연산 꿀을 먹기도 한다. 헝가리의 의학집단 팔레오 메디시나에서는 꿀은 당뇨병 환자에게도 유일한 건강한 감미료라고 소개하고 있다. 꿀은 이당류인 설탕과 다르게 추가적인 소화과정이 필요 없는 단순당이다. 소량만으로도 단맛을 강하게 느낄 수 있고 올라간 혈당도 금세 떨어지는 편이며 포도당과 과당의 비율도 이상적이다. 한편 수분 함량은 높고 미네랄과 비타민 함량은 매우 낮은 편이다.

또한 살균하지 않은 생꿀은 각종 아밀라아제Amylase와 같은 소화효소를 가지고 있기 때문에 나는 반드시 비살균 생꿀만을 선택한다. 꿀은 우리 몸에 해로운 영향이 없는 매우 안전한 식품으로 단맛을 위한 천연 조미료로 안성맞춤이다.

가끔씩 발효식을 먹는다

열한 번째, 나는 일부 발효식(천연발효종-르뱅Levain으로 만든 사워도우빵, 콤부차, 애플사이다비니거 등)을 가끔씩 먹는다. 채소와 식물 씨앗 그리고 식물성 기름과 그것들이 잔뜩 들어 있는 가공식품을 먹지 않음으로써 극적으로 회복한 나의 장은 위와 같이 허용하는 발효식품조차도 과하게 섭취하면 복부팽만이나 설사 증상을 겪을 때가 있다. 나의 장이 프라이스 재단의 12가지 준칙 중 효소로 인한 이득을 마음껏 누리려면 아직 좀 더 기다려야 할 모양이다.

그런데 또 한편으로 생각해보면 동물성 식품에 비해 다소 복잡하고 성가신 절차를 거쳐야 하는 이 음식들을 굳이 먹을 이유도 없다. 왜냐하면 내장과 지방을 포함하는 동물성 식품의 섭취만으로도 충분히 건강상의 모든 이점을 누리고 있기 때문이다. 그래서 위의 음식들은 내가 허용하는 음식임에는 분명하나 평소에는 잘 먹지 않고 주로 식단 모임을 할 때 즐긴다.

커피 대신 식물 독소가 거의 없는
허브차를 마시자

열두 번째, 일부 식물 독소가 거의 없는 허브차나 향신료를 즐긴다. 페퍼민트나 캐모마일은 나의 영혼의 차가 되었다. 아주 적은 양으로 허브 향신료나 백후추(흑후추에 비해서 곰팡이나 식물 독소가 적다)를 즐기기도 한다.

눈앞의 달콤한 컵케이크가
먹고 싶지 않을 만큼 충분히 먹어라

나는 위의 음식들을 하루 한두 끼에 걸쳐(주로 점심, 저녁) 충분한 양으로 섭취한다. 충분한 양이란 개개인의 식습관이나 영양상태에 따라 다를 수 있다. 카니보어식을 7년째 열렬히 하고 있는 의사 숀 베이커 박사는 식사량에 대해서 얼마나 먹어야 하는지 묻는 사람들에게 달콤한 컵케이크도 먹고 싶지 않을 만큼 먹으라고 답한다.

실제 나의 경험으로는 양고기 2kg을 먹으면 내가 죽고 못 살았던 초코 쿠키가 전혀 생각나지 않는다. 다시 한번 강조하지만 눈앞에 있어도 먹고 싶은 생각이 아예 없다. 나는 매일 소고기나 양고기, 간과 달걀을 먹고 싶은 양만큼 먹는데 그 양은 시시때때로 다르다. 돼지고기나 닭고기, 생선과 해산물 등은 매일 먹지는 않고 한 달에 몇 번 대중 없이 먹는다.

- https://www.doctorkiltz.com/vegetable-oil/ '식물성 기름은 건강합니까? 과학이 말하는 것'

- https://www.westonaprice.org/health-topics/food-features/how-does-pork-prepared-in-various-ways-affect-the-blood/#gsc.tab=0 '다양한 방법으로 조리된 돼지고기는 혈액에 어떤 영향을 미칩니까?'

- https://www.westonaprice.org/health-topics/abcs-of-nutrition/principles-of-healthy-diets-2/#gsc.tab=0 '건강한 전통 식단의 시대를 초월한 원칙 (Timeless Principles of Healthy Traditional Diets) 웨스턴 프라이스 재단'

- https://nutriintervention.com/coffee-consumption-from-the-perspective-of-toxicology-and-nutrition-let-us-see-the-facts/ '팔레오 메디시나, 독성과 영양의 관점에서 본 커피 소비 #커피, #카페인'

- https://science.howstuffworks.com/caffeine4.htm '카페인4 – 작성자: 마샬 브레인, 찰스 W. 브라이언트, 맷 커닝햄'

- https://www.doctorkiltz.com/coffee-on-carnivore-diet/ '카니보어 식단에 커피를? 장점과 단점'

- https://nutriintervention.com/the-salt-craze-is-up-and-running-despite-a-feasible-solution/ 'The salt craze is up and running despite a feasible solution 2017.11.25. '팔레오 메디시나, 실행 가능한 솔루션에도 불구하고 소금 열풍이 계속되고 있습니다.'

- https://www.doctorkiltz.com/tallow-lard/ '탤로우 대 라드: 두 가지 슈퍼지방의 전투'

- stonaprice.org/health-topics/abcs-of-nutrition/the-salt-of-the-earth/#gsc.tab=0 '프라이스 재단, 지구의 소금, 샐리 팔런 모렐'

- https://nutriintervention.com/pkd-questions-and-answers-1/ 'PKD Questions and Answers ; 1 2020. 07.22. (팔레오 메디시나, PKD 질문 및 답변 1)'

- https://nutriintervention.com/pkd-questions-and-answers-2/ 'PKD Questions and Answers ; 2 2020. 07.28. (팔레오 메디시나, PKD 질문 및 답변 2)'

- https://www.doctorkiltz.com/eggs-are-good-for-you/ '계란이 몸에 좋은가요? 당신은 놀랄 수 있습니다'

- https://www.westonaprice.org/health-topics/making-it-practical/milk-it-does-a-body-good/#gsc.tab=0 '우유: 몸에 좋은가요?'

- https://www.youtube.com/watch?v=meIzpA8Tmaw 'The Power of Animal Foods w/ Sally Fallon Morell | Mitolife Radio Ep. #084'

- https://www.doctorkiltz.com/plant-toxins/ '식물 독소 및 항영양소'

몸에 좋은 기름 vs 몸에 나쁜 기름, 당신은 반대로 알고 있다!

고질적인 몸의 통증까지 감쪽같이 사라지니 신기하고 놀라워요

장영화(53세)

50세가 넘어가며 체중이 계속 늘어서 5년 전에 살 빼려는 목적으로 키토제닉 다이어트를 시작하고 원하는 체중으로 감량했습니다. 저의 경우에는 일반 가공식품과 탄수화물만 줄였는데도 쉽게 살이 빠졌습니다.

그러던 중 작년에 가축사육 환경에 관한 동영상을 본 이후 육식을 하는 것에 잔혹감을 느끼고 식단에서 고기를 줄이고 건강에 좋다는 채식과 과일, 통곡물 위주로 식사를 했습니다. 그런데 점점 살이 빠지더니 더 이상 안 빠졌으면 좋겠다는 생각이 들 정도로 저체중이 되고 아침에 눈을 뜨기 힘들 정도로 체력이 떨어졌습니다.

한 번도 겪어보지 못한 위경련을 여러 번 겪고 얼굴이 노랗다고 사람들이 입을 대고 저의 건강상태를 걱정하기 시작할 때쯤 건강검진을 받았습니다. 검진 결과에서 한 번도 정상이라는 검진결과를 벗어나 본 적이 없었던지라 위험한 간 수치와 위염과 위궤양 증상 그리고 대장에서 용종을 제거한 검사 결과는 그야말로 충격적이었습니다. 워낙 신체 증상에 무던하고 심각하게 아파본 적이 없어서 최근에 삼겹살에 생마늘을 잔뜩 먹고 노란 물까지 토하는 위경련이 일어났을 때도 병원을 안 가고 증상이 사라질 때까지 기다렸습니다. 그런데 용종이라니….

그리고 공교롭게도 그즈음 다른 지역으로 이사를 가기 전 저의 미용실 손님이었던 소미님이 오랜만에 저의 미용실을 방문했습니다. 소미님은 몇 해 전 살빼고 싶어하는 저에게 키토제닉 다이어트에 대해 알려준 장본인이기도 합니다. 아니나 다를까 소미님이 저를 보고 깜짝 놀라시더군요. 저의 피골이 상접한 얼굴과 누런 혈색에 걱정스레 묻기 시작했고 저는 자초지종을 설명했습니다.

소미님은 식물 독소 때문에 간과 장이 엄청 힘들었겠다며 안타까워했습니다. 그리고 본인이 하고 있는 카니보어 식단과 식물 독소에 대해서 자세히 설명해주고 오늘부터 당장 실행할 식단에 대해서도 알려주더군요. 사실 병원에서 처방한 식단과 많이 달라서 망설였지만 엉망진창인 몸 상태가 나아질 기미가 보이지 않았기 때문에 지푸라기라도 잡는 심정으로 그날 당장 소미님이 알려준 식단으로 식사를 시작했습니다.

그러자 드라마틱한 일이 일어났죠. 위염 증상과 장 트러블은 3일도 되지 않아 없어지고 장이 편안해졌고요. 2~3일에 한 번 변을 보지만 전혀 불편함이 없고 묽고 검은 변이 아니라 건강한 변을 보기 때문에 변 양이 적어졌지만 변비는 확실히 아닙니다. 지독한 냄새 방귀도 아예 없어지더군요. 세상 하직하고 싶을 만큼 피곤했던 증상도 3일 만에 완전히 좋아져서 기상할 때 몸이 날아갈 듯 가벼워지고 누런 피부도 점점 맑아지고 있습니다. 몸무게는 1kg이 늘었는데 앞으로 점점 늘어나리라 기대합니다. 무엇보다도 오래되고 고질적이었던 엉치뼈 주변의 통증이 없어진 것은 신기하고 놀라울 따름입니다.

제가 미용실을 운영하고 있어서 다양하고 복잡한 레시피는 엄두도 내지 못하고 있기 때문에 최대한 간단하게 먹는데도 결과는 참으로 놀라웠습니다. 제가 주로 먹는 건 설렁탕, 곰탕, 반추동물 위주의 삶거나 구운 고기, 소금 많이, 흰쌀밥, 계란, 과일은 씨와 껍질을 제거하고 최소한으로 먹고 야채는 먹고 싶을 때 김치나 삶아서 소량 먹고 있어요. 소위 말하는 그렇게 빡쎄게 실행하는 것도 아닌데 이렇게 큰 변화가 일어나니 솔직히 아주 놀랍습니다.

단지 저같이 음식 만들 시간이 없는 사람이 마음놓고 안전하게 사 먹을 수 있는 육식 음식이 나왔으면 좋겠다고 소미님과 대화를 나눴습니다. 소미님도 외식할 때 불편함을 많이 느낀다면서 대중적인 육식 식단이 시중에 보편화되면 좋겠다고 했어요. 소미님이 간수치 검사를 언제하냐고 물어오셨는데 제 생각에 굳이 할 이유가 없는 게 제

육식 혁명 카니보어

몸이 간 수치가 정상이라고 말해주고 있기 때문이죠. 하하, 바쁘다는 핑계로 병원 가는 것을 미루고 있지만 혈액검사를 하게 되면 결과를 알려드릴려고요.

　아무튼 이 식단은 참 정직한 것 같아요. 제 몸의 컨디션이 바로바로 응답을 해주거든요. 저는 최고의 컨디션을 위해서 즐겁게 육식을 하고 있습니다. 사람들과 어울릴 때는 또 상황에 맞게 최대한 안전하게 먹을려고 하고요. 생각보다 어렵지 않으니 많은 사람들이 이 좋은 식단으로 건강해지길 바랍니다.

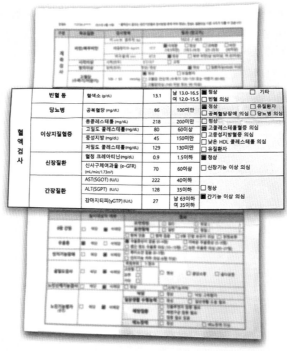

간수치 혈액검사 결과

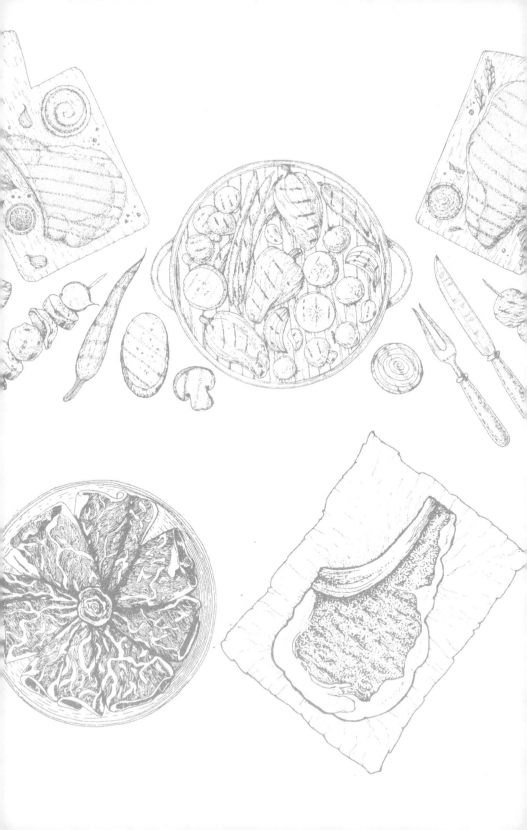

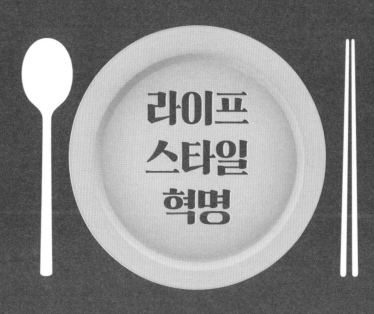

chapter 3

라이프
스타일
혁명

육채전쟁, 카니보어 승!

육식 식단 사례자로 방송에 출연하다

나는 채식의 폐해로 인해 망가진 몸에 대해 깨우치고 육식에 대한 이점을 몸소 체험한 이후, 원시부족 식단에서 제공하는 여러 정보를 분석하고 그에 따른 식단을 철저하게 유지한 결과로 그 어느 때보다도 건강하고 활력 넘치는 삶을 누리기 시작했다. 그러던 중 친분이 있는 기능의학 병원 원장님을 통해 흥미롭고 새로운 경험을 할 기회를 접했다. SBS에서 다양한 식단 그리고 가공식품을 주제로 우리 밥상을 영양학적, 환경론적, 진화론적 관점에서 바라보는 다큐멘터리에 사례자로 인터뷰와 촬영을 요청해온 것이다.

공문을 통해 내가 근무하는 학교로 전달해 온 프로그램의 가제는 '육채전쟁'이었고 나는 당연히 육식 식단의 사례자 중 한 명이었다. 사실 나는 아픈 몸에서 벗어나 좀 더 건강하길 바라며 최적의 식단을 찾고 유지하고 있는 지극히 평범한 사람인데, 완전히 한쪽으로 치

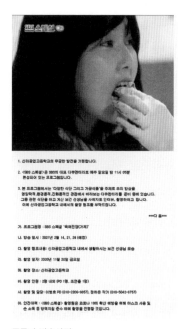

공문과 방송사진

우친 극단적인 사람처럼 비추어지는 것이 조심스러웠다. 하지만 다른 한편으로 건강을 위해 선택한 식단을 누구보다도 온전히 지켜가는 사람으로 커밍아웃할 기회다 싶어서 수락했다.

공식 일정은 이틀이었는데 마침 바로 다음날 식단 모임을 자주 하는 사람들과의 포트럭 파티가 있어서 추가로 촬영이 진행되었다. 당시 함께했던 사람들도 무척 특별한 경험이라고 즐거워했다. 이 프로그램에서는 식단 커뮤니티 멤버를 가리켜 카니보어라고 하지만 정확히는 카니보어에 가깝다고 말하는 것이 옳다.

왜냐하면 버터와 일부 유제품, 그리고 가끔 씨와 껍질을 제거한 과일과 전처리해 비교적 안전한 식물성 식품(백미, 사워도우빵 등)을 섭취하기도 하는 우리 식단에 비해, 카니보어 다이어트는 100% 육식으로 이뤄진 식이요법으로, 탄수화물, 채소, 과일 등의 섭취를 0%로 엄격하게 제한하며 치즈나 버터 등의 유제품도 부분적으로 제한하기 때문이다. 주 식단을 육식으로 꾸리는 나의 식단을 카니보어라고 소개하는 편이 훨씬 편하기도 하고 큰 맥락에서 볼 때 카니보어 식단이라고 해도 전혀 무방하지만 말이다.

인류는 원래 육식동물이었다

카니보어는 육식동물이라는 뜻이다. 육식동물에도 유형이 있다고 한다. 인간은 동물성 식품 섭취를 우선시하지만 채소를 먹고도 생존할 수 있는 '선택적 육식동물Facultative Carnivores'에 속하며, 단 식물성 식품으로는 번성할 수 없다고 한다. 칼로리 섭취량의 70% 이상을 동물성 식품에서 얻는 유형을 초육식동물Hypercarnivore이라고 한다. 웃자고 하는 소리인데 95% 이상을 육식하는 나는 육식동물 중에서도 초육식동물에 속할 게다.

인류는 수십만 년 동안 수렵 채집인으로 살았다. 대부분 야생 고기를 먹었으며 식물도 가끔 먹었다. 여기서 '고기'란 현대인이 떠올리는 살코기뿐만 아니라 동물 전체, 특히 미네랄과 비타민이 풍부한 지방,

골수 및 장기를 포함한다. 우리 원시인 조상은 다른 대형 육식동물처럼 음식을 먹었다. 정글의 사자와 호랑이는 먼저 피와 심장, 신장, 간, 뇌를 포함한 지방 기관을 먹어 치우고 마른 근육의 대부분을 독수리에게 넘긴다. 수렵 채집인은 탄수화물 없이도 달리고, 한동안 먹지 않아도 문제없는, 지방을 연료로 사용하도록 최적화된 신체로 진화했다.

인간이 잡식동물이라는 오해

나는 몇 해 전까지만 해도 인간은 당연히 잡식동물이라고 생각했다. 그도 그럴 것이 대부분의 현대인들은 고기, 채소, 과일, 기타 여러 가지 음식들을 매일, 다양하게 섭취하고 있으니까 말이다. 인간은 무엇이든 먹지만 그것이 우리의 몸을 최적의 상태로 만들지는 않는다. 우리는 과체중, 당뇨병, 각종 질병과 염증이 만연한 현대인을 통해 아무거나 마구잡이로 먹어서는 안 된다는 것을 보아왔다. 닥터 킬츠William Kiltz 박사는 건강 운동가인 배리 그로브스Barry Groves의 말을 다음과 같이 인용한다.

"문명인은 스스로 음식을 생산할 만큼 영리한 유일한 동물이고, 그것을 먹을 만큼 어리석은 유일한 동물이다."

이스라엘 텔아비브 대학 연구자들의 2021년 연구에 따르면 인간은 주로 대형 동물의 고기를 먹는 포식자로서 200만 년을 보냈다. 이것은 구석기인들이 현대인처럼 잡식성이며 주로 야채, 과일, 견과류, 뿌리,

고기 등을 골고루 먹었다는 견해와는 차이가 있다. 이들은 유전학, 신진대사, 생리학, 형태학, 도구 발달에 대한 연구를 통해서 구석기인들이 코끼리 같은 거대 동물을 주로 사냥하고 섭취했다고 밝히고 있다.

연구자 중 미키 벤 도르Miki Ben dor 박사는 인류 진화를 통틀어 사냥 활동이 인간의 핵심 활동이며 식물성 식품을 얻기 위한 도구는 인류 진화의 후기 단계에서만 나타났다는 고고학적 증거로 이와 같은 사실을 뒷받침한다. 또한 선사 시대 인류의 뼈에 있는 안정동위원소 연구에서 인간이 다른 대형 동물처럼 지방 함량이 높은 고기를 섭취했다는 증거를 발견했다. 연구자들은 인간이 약 85,000년 전에 식물성 식단으로 옮겨 가게 된 계기가 대형 동물이 감소한 결과라고 믿는다.

인간이 이렇게 빠르고 강한 동물을 지배하고 번성할 수 있었던 것은 다른 동물과 다른 지능 덕분이다. 활과 화살을 만들고, 덫을 놓고, 불을 이용해 최적의 사냥터를 만들고, 다른 인간과 협력하는 지략을 갖기 위해서는 각별한 정신 에너지가 필요했다. 포도당이 부족한 뇌를 가지고는 매머드를 쓰러뜨리는 것은 불가능했을 것이다. 나무에 오르고 그네를 타는 정도로만 적합한 어깨를 가진 영장류와는 달리, 인간은 놀라운 속도와 정확성으로 물건을 던질 수 있는 유일한 종이다.

동물성 식품은 최고의 에너지원이다

사냥을 통해 우리는 유인원의 저영양 식물성 식단 대신 영양이 풍부한 동물성 식품을 먹었다. 이로 인해 소화를 위해 장으로 가는 에너지가 줄어들면서 뇌에 연료를 공급하는 데 더 많은 에너지가 사용되

육식 혁명 카니보어

었다. 인간의 뇌가 휴식할 때 무려 20%의 에너지가 필요한 반면에 유인원의 뇌는 8%만 필요하다. 영장류 조상이 채식을 버리고 고기를 사냥하기 시작하면서 지방을 태워서 에너지를 쓰는 능력을 진화시킨 것이다. 덕분에 인간은 훨씬 더 크고, 빠르고, 강한 먹이를 쓰러뜨릴 수 있을 만큼 더 똑똑해졌다.

인간 진화 생물학자인 닐 토머스 로치Neil Thomas Roach는 우리 조상들이 사냥에 성공함으로써 인간의 신체와 뇌가 에너지 밀도가 높은 음식에 의존하고 최적의 상태로 작동하도록 진화했다고 주장한다. 기름진 고기보다 더 많은 에너지를 담아내는 것은 없다. 이 고품질 연료를 사용하면 섬유질을 덜 섭취하고 작은 내장을 가질 수 있다. 결국 인간은 더 큰 두뇌, 더 큰 신체, 더 강한 생식 능력을 갖게 되었다. 덕분에 사냥하는 데 다른 육식 동물처럼 날카롭고 큰 이빨이 필요 없도록 진화했다.

많은 에너지를 필요로 하는 우리의 뇌는 선사 시대 이래, 네 배로 커졌다. 하지만 농업혁명과 가공식품의 발달로 위축되기 시작했다. 인간은 pH 1.5의 강한 위산을 가지고 있다. 강한 위산은 육식 식단에서 비롯되는 해로운 박테리아로부터 위를 보호하기 위한 것이다. 초식 영장류의 위 산성도는 약 pH 4~6이며 대부분의 잡식동물은 pH 2~4이다(pH가 낮을수록 강한 산성이다). 인간의 대장은 영장류 중 인간과 크기가 비슷한 침팬지의 대장에 비해 77% 정도가 더 작다. 대장에서는 식물의 섬유질을 발효시킨다. 대장이 짧은 인간은 식물을 발효시키기 어렵다. 그래서 이전에 내가 먹었던 엄청난 양의 식물성 식품은 대장에서 썩으며 지독한 냄새의 가스와 변만 잔뜩 만들었던 모양이다.

나는 육식의 승리를 확신한다

육식과 채식의 전쟁에서 승부를 가려야만 한다면 짐작하겠지만 나는 육식의 승리를 확신한다. 오랜 채식 위주의 식사로 얻은 만신창이 몸이 육식 덕분에 가까스로 회복되었기 때문에 영양적인 면에서만 본다면 당연하다. 채식을 시작하고 건강해졌다는 주장을 하는 사람들이 있다. 채식 식단을 선택하는 사람들은 보통 가공식품 등 문제가 되는 음식도 먹지 않는 경향이 있다. 이런 부분이 건강 개선에 도움이 될 수 있다. 즉, 우리가 직면한 건강 문제의 주범은 초가공식품이지 고기가 아니라는 의미다.

오히려 동물성 식품을 먹지 않으면 영양 결핍으로 이어질 수 있다. 도서《신성한 소》에서는 이와 관련된 많은 사례를 소개하고 있는데 그중 일부는 다음과 같다. 2007년 애틀랜타주에 살던 한 비건 부부는 갓난 아기에게 두유와 사과 주스만 먹였다가 아이가 영양 실조로 사망했다. 2016년 7월 이탈리아에서 한 아기는 제대로 된 영양 보충 없이 비건 식단을 먹고 크다가 심각한 영양실조로 병원에 입원했다. 발견 당시 생후 14개월의 남자아이였는데 생후 3개월 남자아이의 정상 체중과 비슷했다. 2009년 덴마크에서 발표된 학술지에는 비건 산모의 모유를 먹고 자란 두 아기가 심각한 비타민 B12 결핍증에 시달렸다고 한다. 같은 해에 발표된 프랑스 논문에서도 비타민 B12, 비타민 K, 비타민 D가 모두 심각하게 부족한 영아의 사례를 소개했다. 2014년《칠레 소아과학 저널Children Journal of Pediatrics》에는 오랫동안 채식한 산모가 낳은 1살짜리 딸에 관한 사례보고가 실렸다. 아기는 심각한 비타민 B12 결핍증을 앓았고 결국 신경 장애와 혈액학적 장애가 찾아왔다.

환경과 윤리적인 관점에서 바라보는 식단

육채 전쟁을 윤리적이나 환경적 관점에서 본다면 서로 오해를 풀고 전쟁이 아닌 협력을 해야 한다. 나는 채식주의자니, 육식주의자니 이런 것 따위에는 전혀 관심이 없었고 여러 가지 음식을 골고루(?) 먹으라는 권장 지침을 충실히 따랐지만 몸이 심하게 아프고 나서야 비로소 먹는 것에 관심을 갖기 시작한 지극히 평범한 사람이다. 그리고 몇 년에 걸쳐 병든 몸의 회복을 위해 헤매던 중에 내가 채식주의에 가까운 식단을 하고 있었다는 것을 가까스로 깨닫고 인정했다. 간호학을 전공하고 그래도 다른 사람들보다 건강을 위해 최선을 다하며 살아왔다고 자부하는 나처럼 채식하는 사람들의 대부분도 그럴 거라고 생각한다.

영양적인 면에 국한된 채식주의를 넘어 동물에 대한 착취와 학대를 비판하는 측면에서 보자면 프라이스 박사가 아프리카에서 만난 전통적인 목축 부족이야말로 진정한 비거니즘이다. 이들과 가축 사이에는 서로에 대한 감사와 애정 그리고 존중이 있었다. 인간의 이윤추구만을 위해 참혹한 사육환경에서 착취와 학대를 당하는 현대의 가축들과는 달리 목축 부족의 가축들은 자연의 풍성함을 마음껏 누리고 인간으로부터 돌봄과 보호까지 받을 수 있었다. 이들은 포식자로부터

143

참혹하게 죽음을 당하는 대신 인간의 보호 아래 죽음을 맞이할 수 있었고, 인간은 이들로부터 우유, 털, 가죽, 고기 등을 얻는 완벽한 상호 협력의 관계였다. 이러한 방식이 진정한 비거니즘이 아닐까?

《신성한 소》에 따르면 경운기로 밭을 갈고 인과 합성 질소 등을 투입하면 채식주의자들의 식량 생산을 늘릴 수 있다. 하지만 그 과정에서 토양이 소실되고 대단히 중요한 생명체들이 목숨을 잃는다. 현대식 농사법 때문에 그 땅에 살던 새, 개구리, 곤충, 토끼 등이 죽으면서 천연 비료인 동물의 배설물도 사라져 더 많은 화학비료를 토양에 뿌려야 한다. 더 많은 화학 농약과 살균제 살포는 물론이고, 위와 같은 일련의 과정으로 더 많은 새와 곤충이 죽임을 당하고 토양이 파괴된다. 또한 독성 물질이 강으로 흘러 들어가서 물고기를 죽이고 물고기를 먹고 사는 동물들도 죽음을 맞이한다. 많은 생명들이 그들을 위해서 대체한 식물성 식품을 생산하느라 오히려 쥐도 새도 모르게 사라지고 있으니 무척 아이러니하지 않은가?

진정으로 윤리적인 식품 생산 방법이 있다

그렇다면 우리는 어떤 음식을 어떻게 생산하고 먹고 살아야 할까? 《신성한 소》에서는 그 대안으로 재생 농업 방식의 초지 순환 방목 농법을 소개하고 있다. 이런 목초 사육 방식으로 반추동물을 기른다면 생명이 조화를 이루고 토지가 되살아나는 등 환경에 도움이 되는 일이 훨씬 많다. 나는 되도록 초지 방목된 동물의 고기를 구해서 먹고 있다. 우리나라에서 나는 목초 고기를 구하기는 쉽지 않아서 수입 목초 고기를 먹고 있지만 하루빨리 우리나라에서 생산되는 초지 방목 고기를 자유롭게 먹을 수 있기를 간절히 바란다. 아울러 재생 농업 방식의 초지 방목 순환 농법을 정착시키고 축산하기 위해 고군분투 중인 농부들을 격렬히 응원한다.

미국환경보호EPA의 자료에 따르면 미국의 전체 온실가스 배출량 중 가축 사육 전체가 차지하는 비율은 3.9%에 불과하며 그중에서도 온실가스의 주범이라고 알려진 소는 2%를 차지한다. 온실가스 배출의 주범은 가축이 아니라 운송과 공장 운영 과정 등 사람의 활동과 관련된 것들이 많다.

《신성한 소》에 따르면 유제품이나 달걀, 생선 등은 목초를 먹고 자랐는지 또는 자연산인지에 따라 영양상의 차이가 크지만 목초 사육 소고기와 일반 소고기의 영양분을 비교하면 거의 차이가 없다고 한다. 그렇다면 여러 가지 면에서 식물성 식품을 선택하는 것보다는 꼭 목초우가 아니더라고 일반 소고기라도 먹는 것이 훨씬 낫다는 사실에 기반을 두고 각자의 소신에 따라 자유롭게 식자재를 선택하는 것이 어떠한가?

참고하면 좋은 사이트

- https://www.doctorkiltz.com/are-humans-carnivores/ '인간은 육식동물인가'
- https://www.timesofisrael.com/for-2-million-years-humans-ate-meat-and-little-else-study/
  링크에 있는 텔아비브 대학의 연구 내용을 같이 참조해 정리

식단 커뮤니티에서
깨알 정보를 나누자

유쾌하고 신나는 식단 공유 모임

나처럼 이 식단을 통해서 많은 도움을 받고 있는 사람들과의 모임은 늘 신나고 유쾌하다. 내가 생간을 우걱우걱 씹어 먹어도 인상을 찌푸리거나 전혀 엽기적으로 보지 않는다. 오히려 간 특유의 낯선 맛과 향에 아직 적응하지 못한 멤버들에게는 부러움과 존경의 대상이 되기도 한다. 논리적이고 객관적인 정보뿐만 아니라 커뮤니티 멤버들의 살아 있는 경험담들은 주옥같다. 식단을 통해서 일어나는 기적과 같은 건강 회복의 이야기부터 맛있는 식단 레시피, 품질 좋은 식자재의 공유, 개인마다 다른 식물 독소의 배출 증상, 식단을 하면서 겪는 어려움에 대한 얘기, 그것에 대한 공감, 지지, 격려, 응원까지 참 소중하고 훈훈한 모임이다.

각자의 집이나 오프라인 모임에서 포트럭 파티를 하는 날을 손꼽아

기다리기도 한다. 우리 집에서도 여러 번의 모임이 있었는데, 같은 식단을 유지하는 전국 각지에서 모여든 사람들은 식단에 대한 비슷한 생각으로 이야기 꽃을 피우고 맛있는 음식을 풍요롭게 즐긴다. 서로 각자의 레시피로 만든 맛있는 음식과 좋은 식자재도 나누고 편리하고 유용한 조리기구의 정보를 나누기도 한다. 식단으로 변한 삶에 대한 얘기들로 한 번 모이면 말 그대로 시간 가는 줄 모른다. 특히나 훈제 바비큐

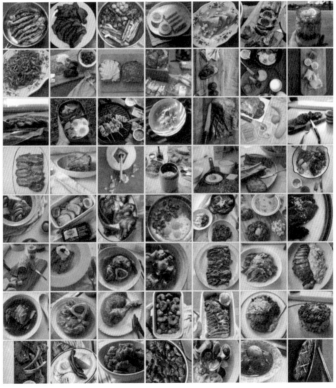

식단 도시락 및 요리 사진

등 불맛이 나는 직화 구이를 좋아하는 나는 바비큐를 언제라도 멋지게 해 먹을 수 있는 집에서 사는 것이 꿈이 되었다. 바비큐 파티 성지가 된 지인의 옥상이 그렇게 부러울 수 없고 기꺼이 장소를 공유하고 맛있고 즐거운 시간을 함께하는 멤버들에게 늘 감사하다.

진정한 미니멀 라이프, 육식!

우리는 대부분 인위적인 것을 좋아하지 않으며 모든 면에서 미니 멀을 추구하는 경향이 있는 것 같다. 조리기구를 비롯해 조리방법 등이 간단하면서도 실속 있는 요리를 좋아하고 대부분 모든 식사를 집에서 직접 해 먹는다. 대부분 외식은 거의 하지 않고 밖에서 식사를 할 일이 있으면 집에서 직접 만든 음식으로 도시락을 싸 다닌다. 보통 조리기구 는 스테인리스, 주물, 유리, 도자기, 나무로 된 것을 이용한다. 양념으로 는 거의 모든 요리에 미네랄 소금이 주를 이루며, 가끔씩 허브, 첨가물 이 전혀 없이 소금만 들어간 핫소스와 어간장 등을 사용하기도 한다. 생꿀과 같은 천연 조미료도 가끔씩 애용한다.

온라인 도매판매처에서 1kg에 만 원 내외의 목초 고기를 대량 구 입하거나 같은 지역 사람들끼리 공동구매를 하기도 한다. 곱창, 대창을 비롯한 생소한 내장인 뇌, 지라, 신장, 췌장, 새끼보, 고환 등의 구매처 도 서로 공유한다.

비살균 치즈와 소금 정보

아다시피 우리는 유제품의 살균과 균질화의 폐해를 피해 비살균 유제품만을 허용하는데, 국내에 유통되어 구매할 수 있는 비살균 유제품은 비살균 경성치즈 정도다. 그 종류는 그뤼에르, 파르미지아노레지아노, 그라나파다노, 콩떼, 페코리노로마노양유, 테드 드 무안이 있고 온라인이나 대형마트에서 구입할 수 있다. 미네랄이 풍부하고 비교적 깨끗한 환경에서 제조된 소금으로는 안데스 소금, 셀틱 시솔트, 히말라야 핑크솔트, 게랑드, 레드먼드, 말돈, 트러플솔트 등으로 역시 온라인에서 수월하게 구매할 수 있다.

조리기구에 따른 가장 맛있는 조리방법, 즉 시간, 온도 등을 공유하기도 하고, 집에서 해 먹기 생소한 샤퀴테리나 훈제 요리방법도 기가 막히게 터득해서 앞다투어 노하우를 전수한다. 특히 샤퀴테리*는 김장김치 맛이 집집마다 다른 것처럼 개개인의 손맛에 따라 독특한 맛이 나는데 비교하면서 맛보는 재미가 쏠쏠하다.

---

*염장·훈연·건조 등 다양한 조리 과정을 통해 만들어진 육가공품을 이르는 말로, 하몽(Jamon), 프로슈토(Prosciutto), 살라미(Salami), 잠봉(Jambon) 등이 이에 속한다.

다채로운 레시피로 즐기는 카니보어 식단

식단 커뮤니티 멤버들이 좋아하는 나의 레시피로는 천엽튀김, 뇌 스크램블, 수제 비살균치즈, 콩팥 튀김, 수제 살라미, 수제 탤로, 수제 라드, 간육포삼합, 간파테 등이 있다. 내가 범접할 수 없을 만큼 멋진 멤버들의 레시피로는 각종 사퀴테리, 파스트라미, 풀드비프, 수제 훈제바비큐, 르뱅 빵, 콤부차, 수제 어란, 수제 안키모, 리예트, 라구, 수제 명란젓 등이며 그 외 건새우 튀김, 황태포 튀김, 각종 생선포 튀김, 해산물 요리, 생선구이, 식단에 적합한 과메기, 육회, 회 먹는 방법 등 다양한 레시피가 있다.

육식이 진짜 인스턴트 음식이다

대부분의 육식 레시피는 내가 진짜 인스턴트 음식이라고 부를 만큼 간단하다. 소금으로 양념해 팬 또는 오븐에 굽거나 슬로우쿠커 등에 오래 삶거나 식품건조기에 건조하는 경우가 대부분이다. 육회나

육식 혁명 카니보어

생굴 또는 발효·숙성시킨 생식을 즐기기도 한다.

천엽튀김

나의 트레이드 마크가 되어버린 천엽튀김은 그중에서도 그나마 손이 많이 가는 음식이다. 바싹한 식감이 일품인 천엽튀김은 마치 바싹거리는 과자를 연상케 한다. 혹시 식단을 시작하고 과자가 그리워질 독자분들을 위해 영양만점 천엽튀김 레시피를 남긴다. 천엽을 식품건조기에 물기가 전혀 없을 때까지 말린다. 그리고 소금으로 양념한 뒤 버터나 라드나 탤로를 발라서 굽거나 튀기면 끝이다.

뇌스크램블

또 하나 손이 좀 가는 레시피는 나도 처음에 참 생소하고 엽기적으로 느껴졌던 음식이다. 바로 뇌스크램블인데 소골이나 양뇌를 뜨거운 물에 삶아서 버터를 두른 팬에서 노릇노릇 굽다가 계란을 넣고 스크램블을 하면 부드러운 뇌스크램블을 즐길 수 있다.

간육포

간육포는 내가 즐겨 먹는 간식이다. 간을 적당히 썰어서 역시 식품 건조기에 말리면 되는데 이렇게 말린 간육포는 명란, 버터와 함께 먹으면 제법 맛있게 즐길 수 있다. 나는 이 음식을 간육포 삼합이라고 부른다.

집에서 직접 만들어보는 근사한 식사 한 끼

이어서 좀 더 복잡하지만 내가 식단 커뮤니티에서 배운 레시피 중 시판되는 식품은 저리 가라 할 만큼 근사한 맛을 자랑하는 음식의 레시피를 소개하겠다.

브리스킷

첫 번째 브리스킷차돌양지은 아주 질긴 부위라 스테이크로 먹기는 힘들지만 부들부들한 파스트라미로 홈 바비큐를 해서 즐길 수 있다. 먼저 고기를 적당한 크기로 잘라 물 1L에 소금 30g과 아질산나트륨 10g(고기 특유의 색을 유지해 먹음직스럽게 보이기 위해서 또는 식중독균을 억제하고 풍미를 개선하기 위함이니 생략해도 무관하다)에 최소 5일을 염지하는데, 매일 한 번씩 뒤집어주고, 무거운 물체를 올려 고기가 전부 물에 잠기도록 한다. 염지 후에 염지액을 씻어내고 냉장칸에서 1~2일을 말려준다.

바베큐 럽(백후추, 피클링스파이스, 파프리카 가루 등 본인 취향에 맞게 적당히 사용하되, 모두 다 넣을 필요는 없고 훈제 파프리카 가루가 있다면 더욱 바비큐 느낌이 날 것 같다)을 만들어 고기 전체에 꼼꼼히 발라주고 슬로우쿠커에 10시간을 조리한다. 이때, 지방이 위로 가도록 하면 녹아 흘러내리는 지방이 아래쪽 살코기를 촉촉하게 하는 효과를 줄 수 있다. 슬로우쿡 이후 상온에 레스팅한 후 냉장칸에서 최소 6시간을 숙성한다. 상온에 1~2시간 둬서 고기의 온도를 너무 차갑지 않게 하고 오븐을 예열해 고기 심부온도가 75도가 될 때까지 130~150℃에서 30분 정도 굽고 꺼내서 레스팅하면 된다.

샤퀴테리

각종 샤퀴테리는 고기 숙성고나 음료냉장고, 와인창고를 이용하면 완벽하진 않지만 집에서도 근사한 발효 고기를 먹을 수 있다. 돼지고기, 소고기, 오리고기 등 고기 부위에 따라 본인이 원하는 각종 향신료를 바르고 요리용 면실로 적당히 묶어서 숙성고에 매달아 숙성, 발효시키면 된다. 살라미는 우리가 흔히 먹는 소시지를 상상하면 이해가 쉽다. 지방이 많은 부위나 지방과 살코기를 섞어서 간 고기를 돈장게이싱에 넣어 숙성고에 매단다. 숙성고의 온도는 보통 1~3℃, 습도는 75~85% 정도로 유지하고 숙성, 발효 상태에 따라 습도나 온도를 조절해주면 좋다.

안전한 빵을 만드는 법

나는 생각만 해도 머리가 지끈지끈할 정도로 복잡하고, 시간과 열정을 들여서 전처리를 해야 하는 식품에는 별 관심이 없지만 그 정성을 감수하더라도 꼭 곁들여 먹고 싶은 사람을 위한 레시피를 소개하고자 한다.

먼저 빵을 매우 좋아하시는, 일명 빵순이, 빵돌이분들께 반가운 소식이 될지 모를 사워도우빵에 관한 얘기와 레시피를 소개한다. 사워도우빵은 밀가루의 식물 독소를 전처리하는 과정을 거치기 때문에 그나마 다른 일반 빵에 비해서는 안전하다고 할 수 있다.

나는 이마저도 즐기지는 않는다. 왜냐하면 쌀과는 다르게 밀가루는 전처리 과정을 아무리 거쳐도 완전히 독소를 제거할 수 없는 곡물인 데다가, 현대에 들어서 곡물에 첨가되는 호르몬, 살충제 등의 화학 성분이 셀리악병을 비롯한 수만 가지 문제를 일으키기 때문이다. 그래서 밀가루를 구매할 때는 기본적으로 유기농 밀가루를 선택하고, 항영양소가 더 많은 통밀가루는 피하는 게 좋다.

선조들은 전통적으로 밀을 물에 불려서 피트산 수치를 낮췄다. 레몬이나 식초와 같은 산성액체에 담그면 피트산 농도를 줄일 수 있다. 선조들은 또한 씨앗을 단단히 보호하고 있던 껍질이 벗겨져 나가는 발아와 효모균을 통해 피트산을 중화시켰다.

발효는 피트산 수치를 가장 효과적으로 줄일 수 있는 방법으로, 이때 이스트를 이용한 발효는 독소 제거에 아무런 효과가 없다. 따라서 반드시 공기 중에 존재하는 효모균을 이용해 발효해야 하는데 이 발효균을 이용한 반죽이 바로 사워도우Sourdough다. 이 천연효모균에 의해 만들어진 젖산이 밀가루의 독소를 중화하는 원리다. 제대로 발효된 사워도우빵은 시큼한 맛이 난다('sour'는 '시다'라는 의미다). 시중에 파는 사워도우빵을 구매할 때는 이스트가 섞여 있지 않은지 확인해봐야 한다.

좀 더 안전한 빵, 사워도우 레시피

자, 이제 좀 더 건강한 빵을 만들어보자. 사워도우빵을 만들려면 가장 먼저 사워도우 스타터, 즉 천연효모인 르방이 필요한데 르방은 만들기가 여간 까다롭지 않다고 한다. 내가 처음 사워도우빵을 만들

때는 운 좋게 식단 커뮤니티를 통해서 나눔을 받을 수 있었다. 르방 만들기에 계속 실패한다면 구매하는 방법도 있다.

다음 빵을 구울 때 활용할 스타터를 남겨 두고 르방을 이용해 반죽을 한다. 이때 비율은 르방 20g에 물 50g, 강력분 50g이다. 반죽이 최대로 부풀어 올랐을 때 냉장고에 넣어 저온 숙성을 12시간 이상 한 후 바게트, 캄파뉴, 치아바타, 식빵, 그리시니와 같이 만들고 싶은 빵의 모양을 만들어서 오븐에 굽는다. 덧가루는 쌀가루를 이용할 수 있다.

나는 르방에 쌀가루를 섞어서 반죽을 하고 빵을 만들어보기도 했는데 원시 집단에서 몇 달을 매달아서 만들었다는 사람 몸집만 한 사워도우빵의 식감이 상상되는 아주 딱딱한 빵을 맛볼 수 있었다. 그 외 온라인에서 여러 사람이 멋진 사워도우빵을 만드는 방법을 공유하고 있으니 참고하길 바란다.

견과류는 이렇게 먹어라

다음은 우리가 즐겨 먹는 대표적인 씨앗인 견과류를 전처리해서 먹는 방법이다. 참으로 번거롭기 그지없으나 견과류 특유의 식감을 포기할 수 없는 사람이라면 견과류의 독성인 피트산, 항영양소, 렉틴 등을 중화해 아주 가끔씩 즐겨보길 바란다. 다음은 프라이스 재단의 샐리 팔론Sally Fallon의 크리스피 넛Crispy Nuts 레시피를 참고했다.

크리스피 넛

먼저 마카다미아, 피칸, 아몬드, 호두, 잣 등 생견과류 4컵, 물 1L, 소금 1 테이블 스푼을 큰 볼에 함께 넣고 상온에서 7시간 이상 불린 후 헹궈낸다. 물기를 뺀 견과류를 오븐이나 식품건조기에 넣고 65°C 이하에서 바삭해질 때까지 말린다. 대략 12~24시간 정도 소요된다. 먹기 직전에 프라이팬에 살짝 볶아서 식힌 후 기호에 따라 생꿀을 버무려 먹거나 버터에 볶을 수도 있다. 먹고 남은 크리스피 넛은 산화 방지를 위해서 반드시 냉장 보관한다.

참고로 마카다미아는 총지방 함량의 약 80%가 안정적인 단일불포화지방이며, 오메가-6와 오메가-3의 비율이 정확히 동일해 탁월한 균형을 이루고 있다. 캐슈넛은 너무 오래 불리거나 너무 천천히 건조시키면 끈적끈적해지고 불쾌한 맛이 생길 수 있으므로 6시간 이상 불리지 않고 오븐이나 식품 건조기에 약 90°C에서 동일한 방법으로 말린다.

수제 마요네즈

마지막으로 영양 만점 수제 마요네즈는 위의 모든 음식과 조화를 이루며 풍미를 더한다. 계란 노른자와 녹인 버터나 탤로, 애플사이다비니거 같은 발효 식초, 소금을 넣고 핸드 블랜더로 갈아주면 끝이다. 입맛에 따라 레몬이나 생꿀을 추가할 수 있다.

빠져들 수밖에 없는 카니보어 음식의 매력

정확한 레시피를 집요하게 요청하는 사람들에게 답하기를 다소 난감해하지만 손맛이 일품인 셰프님맛집 가든하이로이 말씀했다. 맛의 정점은 소금간에 달렸다고. 부산스러운 양념을 다 빼고 소금간만으로 식재료 자체의 감칠맛을 죄지우지할 수 있다는 셰프님의 말씀이 인상적이다. 그렇다. 식품산업에 길들여진 입맛에서 벗어나 소금으로만 양념한 카니보어 음식의 삼삼한 감칠맛에 스며들고 빠져드는 건 그리 오래 걸리지 않는다. 나의 직간접적인 경험상 3일~일주일, 어쩌면 하루 만에도 매료될 수 있다.

앞서 언급한 먹지 말자는 음식을 배제하고 내가 먹는 음식들로만 구성한 식단을 실천하고 일주일이 채 지나기도 전에 대부분의 장 문제는 거의 사라지고 평온한 장을 만날 수 있다. 덧붙이자면 식단 챌린지에 참여한 대부분이 고기식단을 접하고 하루 만에 전에 없던 활력과 함께 상쾌한 아침을 경험했다.

강렬하고 자극적인 맛을 위해 각양각색의 식품첨가물이 낭자한 가공식품이 앞다투어 출시되고 있다. 여기에 현혹당한 사람들이 카니보어 식단을 처음 접하면 다소 심심하게 느낄지도 모른다. 하지만 단기간에 위와 같은 놀라운 효과를 누릴 수 있다면 도전해볼 만하지 않은가? 자, 지금부터라도 오묘하게 당기는 슴슴한 맛인 카니보어 식단의 건강하고 자연스러운 매력에 빠져보자.

카니보어의 외식과 추천 음식

식단은 소고기 같은 적색육은 물론, 생선알, 조개 등의 해산물과 내장육 등의 동물성 식품 전반을 포함하는 고기와 계란을 섭취하는 것을 기본으로 자신의 현재 몸 상태와 기호에 따라 그 종류와 양을 적절히 조절한다.

불가피하게 외식이 필요한 경우는 기본적으로 각종 고깃집, 횟집에서 스테이크, 각종 해산물 요리에 양념을 최대한 제외하고 소금이나 간장으로 간해서 먹는다. 간단한 외식 메뉴로는 설렁탕, 곰탕, 도가니탕, 갈비탕, 내장탕, 스지탕, 소머리국밥, 아구탕, 대구탕 등이 있으며, 밥과 파 등 각종 양념을 제외하고 주문하면 대부분 육수와 고기를 조금 더 추가해주기도 한다. 도시락은 삶은 달걀, 비살균 치즈, 버터, 황태 튀김, 천엽 튀김, 닭껍질 구이, 브리스킷 파스트라미, 리예트, 하몽과 살라미 등의 각종 샤퀴테리를 기호와 양에 맞게 준비한다. 체중 감량에 개의치 않는다면 사워도우빵으로 잠봉뵈르 샌드위치를 만들거나 씨와 껍질을 제거한 제철 과일을 추가해도 좋다. 음료는 애플사이다비니거를 마신다.

육식 혁명 카니보어

풍요로운 식단을 위한 식재료와 아이디어

등심, 갈비살, 황제늑간살, 안심, 안창살, 살치살, 제비추리, 채끝 등심, 차돌양지, 양지, 척아이롤, 등심, 목심, 우삼겹, 다짐육미트볼, 우둔, 홍두깨, 아롱사태, 사태, 부채살스지, 목초육 LA갈비, 스지, 스지편육, 소목뼈, 우족, 도가니, 소꼬리, 등뼈, 다리뼈, 소머리, 사골, 사골 계란국, 반골뼈, 심장, 양간, 소간, 지라, 천엽, 소콩팥, 소등골, 양, 곱창, 대창, 막창, 벌집양, 허파, 양어깨살, 양갈비, 양상겹, 양염통, 양설, 양전각살, 양사각갈비, 양통갈비살, 램뼈, 돼지고기, 이베리코베요타 항정살, 삼겹살, 돼지부속 사골탕, 오리로스, 오리알, 자연방목닭, 닭봉 오븐구이, 닭곰탕, 청어, 청어간, 과메기, 멍개, 홍새우, 새우볶음, 새우구이, 딱새우, 잔새우, 잔멸치, 관자, 대구, 대구지리, 대구알탕, 대구곤이, 민어, 참돔, 방어, 각종 회, 오징어, 한치, 쭈꾸미, 문어, 해물탕, 알탕, 우럭, 성게알미역국, 홍합찜, 홍합탕, 열빙어, 곤, 바지락, 조기, 굴비, 고등어, 갈치, 열어, 명란, 명란젓버터구이, 굴, 꽁치, 연어, 서대, 건조가자미, 가오리, 가리비, 조개, 홍게, 대게, 전복, 랍스터, 아귀간, 안키모 등

참고하면 좋은 사이트

• https://www.westonaprice.org/crispy-nuts/#gsc.tab=0 '샐리 팔론(Sally Fallon)의 크리스피 넛(Crispy Nuts) 레시피'

진정한 호메시스는
따로 있다

우리는 항산화 열풍에 시달리고 있다

나는 새로운 식단을 접하고 호메시스hormesis*나 항산화를 가장한 모든 마케팅에서 완전히 자유로워질 수 있었다.

항산화Antioxidatoin란 산소와 영양분이 에너지로 만들어지는 과정에서 발생하는 활성산소의 산화 과정을 억제하는 것이다. 활성산소는 각종 질병과 노화의 원인으로 알려져 있다. 시중에는 예전의 나처럼 각종 질병에 노출되거나 조금이라도 노화를 늦추고 싶은 사람들을 겨냥한 항산화 제품들이 셀 수 없을 정도로 수두룩하다.

---

* 적당한 수준의 자극은 오히려 면역력을 올려 건강에 도움이 된다는 이론

식물성 항산화 제품의 위험성

매스컴에서 식물의 특정 화학성분의 항산화 효과에 대해 유난스럽게 떠들기라도 하는 날에는 예전의 나처럼 팔랑귀를 팔랑거리며 그 특정 식물성 화학물질을 추출했다는 항산화제를 구매하는 이가 폭발적으로 늘어나기도 한다. 이 화학물질은 내 몸을 만신창이로 만들었다고 강조한 바로 그 식물 독소다. 이 위험한 독소로부터 우리 몸을 보호하기 위한 자연스런 면역반응을 오히려 항산화 효과나 호메시스라며 마케팅에 이용하는 것은 얄팍한 상술에 지나지 않아 보인다.

게다가 그 식물 독소로 인해 망가진 몸은 오롯이 스스로 감당해야 할 몫이 된다. 더 이상 명절에 사랑하는 부모님이나 지인께 식물성 항산화 제품으로 마음을 전하는 것을 그만두는 것이 어떨까? 섬유질을 피하는 데 주력해서 편안한 장을 만들어야지, 수세미로 긁어도 괜찮은 장을 만들기 위해서 섬유질을 계속적으로 먹는 것이 어불성설인 것처럼 식물성 항산화제도 마찬가지라고 생각한다.

독성에 조금씩 노출되는 것이 면역을 기르고 몸을 더 강하게 만들거라는 생각은 매우 위험하다. 이런 위험한 생각에 대해 샐리 K. 노튼 Sally K. Norton은 "수은 체온계를 건네며 여기 수은을 핥아 호메시스를 좀 핥아보라고 할 건가요?"라고 대답했다.

진정한 호메시스와 항산화 비법

나는 이 위험하고 인위적인 엉터리 호메시스 대신 안전하고 자연스러운 찬물 샤워, 햇볕 쬐기, 걷고 뛰기, 등산, 어싱Earthing* 등을 통해서 진정한 의미의 호메시스와 항산화 효과를 누리고 있다. 나는 호메시스와 항산화의 진정한 의미를 이해하고부터는 사우나와 일광욕을 더욱더 즐기며 좋아하는 등산과 산책을 가능하면 맨발로 하고 있다.

참고하면 좋은 사이트

• https://youtu.be/F4ZKUM7qb9E nutrition with judy 유튜브 채널 − (샐리 K. 노튼 Sally K. Norton) 'Superfoods that will harm you: The truth about oxalates it's more than just kidney stones'

＊ 우리 몸을 지구의 자연 전자와 연결하는 것으로, 맨발로 땅을 딛고 서 있거나 걷는 것, 해변에 누워 있거나 바다에서 수영하는 것처럼 간단한 방법으로 강력한 항산화 및 면역 강화 효과를 얻을 수 있다.

육식 혁명 카니보어

원시집단의 식단에
주목하자

프라이스 박사가 남긴 기록 중에서도 원시 집단들의 삶 속에 녹아 있는 지혜로운 식단 얘기는 참으로 흥미롭고 놀랍다. 나는 박사가 찍은 사진들과 함께 《영양과 신체적 퇴행》이라는 책에 기록된 이 재미있는 얘기가 식단을 시작하려는 사람에게 분명 동기부여가 되리라 확신한다.

스위스 원시집단에서 배우는 지혜로운 식단

프라이스 재단의 샐리 팔론 모렐은 한 인터뷰에서 오늘날 인류의 건강 문제가 새로운 유제품과 곡물에 기인한다고 말하는 사람들이 있지만 우유와 빵을 주식으로 먹고도 매우 건강한 사람들이 있었다는 흥미로운 사실을 들려준다.

바로 프라이스 박사가 연구를 위해 처음 방문한 스위스의 산골 마을 얘기다. 이들은 육류도 먹었지만 섭취하는 칼로리의 대부분은 생우유와 사워도우빵이었다. 현대인들도 유제품과 빵을 먹고 있었기 때문에 가장 먼저 방문한 곳이었다고 한다. 따라서 그녀는 이러한 식품을 우리 식단에서 완전히 없앨 필요는 없다는 빵과 유제품을 좋아하는 사람들이 매우 기뻐할 소식을 전한다. 단 생우유나 사워도우빵처럼 올바른 식품인지를 확인하기만 하면 된다고 말한다. 또한 그녀는 사람들에게 이건 먹으면 안 되고 저건 먹으면 안 된다고 말하고 싶지 않다고 덧붙인다.

원시식단을 유지한 뢰첸탈 계곡 사람들

프라이스 박사는 1931~1932년에 걸친 2년 동안, 물리적으로 고립되어 현대의 음식을 접하기 어려운 스위스의 뢰첸탈Loetschental 계곡 사람들을 관찰하고 연구했다. 약 2,000명의 마을 사람들은 바다 소금을 제외한 생존에 필요한 거의 모든 물품들을 자급자족했다. 마을엔 의사나 치과의사가 필요 없었을 뿐더러 경찰관이나 감옥도 없고 양털로 만든 소박한 옷을 입은 사람들이 사는 아름다운 마을이었다.

유럽 전역에서 가장 훌륭한 체격을 갖춘 스위스의 바티칸 근위대 중 많은 병사들이 이 소박한 계곡 출신이라는 것은 이 마을의 자랑이다. 또한 스위스 정부 관리에 의하면 그 당시 스위스의 가장 심각한 질병인 결핵이 이 계곡에서는 단 한 건도 발견되지 않았다고 한다. 트럭이나 트랙터 같은 농기구나 말과 마차도 없이 비탈진 계곡에서 순전히 사람의 힘으로 짐을 운반할 수밖에 없었기 때문에 주민들의 심장은 유달리 튼튼했다.

이들의 식사는 주로 사워도우빵, 여름에 만들어진 치즈, 그리고 염소 젖이나 우유, 일주일에 한 번 먹는 고기로 채워졌다. 아이들이 섭취하는 평균적인 지용성 활성제activator, 즉 비타민 A, D, K와 칼슘, 인 등의 미네랄 섭취량이 평균적인 미국 아이들의 섭취량을 훨씬 웃돌았다. 아이들은 워낙 튼튼해 현대인이라면 두터운 옷을 입어야 할 쌀쌀한 날씨에도 빙하에서 내려오는 차디찬 물속에서 맨발로 모자도 쓰지 않고 뛰어놀기 일쑤였다.

칫솔질을 하지 않아도 건강한 치아의 비밀

원시 식단을 먹고 있는 아이들은 한 사람당 0.3개의 충치를 가지고 있었다. 이를 통해 프라이스 박사는 훌륭한 치아와 안면 발달이 튼튼한 심장과 탁월한 체격과 관련이 있다고 믿었다. 이 계곡에서 생산되는 건초는 영양면에서 탁월하고 이를 먹고 자란 소에서 나온 버터와 치즈는 영양이 풍부한 지방과 미네랄을 함유하고 있었다. 지역 주민들은 생명을 주는 버터에 신성함을 느꼈다. 그들의 건강한 몸과 훌륭한 치아는 그들이 먹는 음식의 훌륭한 영양 덕분임이 명백해 보였다.

박사는 또 다른 알프스 산골 마을인 비스퍼터미넨Visperterminen을 방문한다. 박사에 따르면 주민들은 같은 날 열대 기후의 낮과 영하의 온도로 떨어진 밤에 눈보라가 치는 변덕스러운 날씨를 견디는 강건한 체력을 갖고 있었다. 뿐만 아니라 그들은 경탄할 만한 훌륭한 성품을 겸비하고 있었다. 박사는 이 또한 적절한 영양과 환경의 산물로 이해했다.

박사는 산골 마을 주민들의 탁월한 체력과 성품에 감명받아 이들의 음식을 현대 문명과 식단의 악영향으로 신체 변형과 각종 질병에 시달리는 현대인에게 적용하고 싶은 강렬한 열망에 사로잡혔다고 한다. 현대 식품들을 섭취하지 않은 알프스 산골 마을 사람들은 자연이 주는 면역력과 건강을 마음껏 누렸다. 이 지역 아이들은 충분한 영양 섭취로 잘 발달된 치열궁과 얼굴 형태를 가졌고 칫솔질 따위는 하지 않아서 치아에 침전물이 쌓였지만 충치는 거의 없었다.

인디언 원시집단에게 배우는 지혜로운 식단

프라이스 박사에 따르면 조상들의 삶을 그대로 사는 미국 원주민들에게는 충치나 치아 변형을 전혀 찾을 수가 없었다. 이 수렵 채집인들은 매우 강건했으며 그들은 곧은 치아와 훌륭한 체격을 가지고 있었다. 초기 탐험가들은 일관되게 미국 원주민들이 키가 크고 체격이 잘 발달되었다고 묘사한다.

텍사스 인디언들은 하루 종일 쉬거나 지치지 않고 사슴을 뒤쫓아 달릴 수 있었다. 키가 약 210cm인 한 남자는 맨발로 물소를 뒤쫓아 달려가 물소 옆에서 달리며 칼과 창으로 물소를 사냥했으며, 그는 화살에 관통당하고도 죽지 않고 회복했다고 한다.

육식 혁명 카니보어

카라카와스the Karakawas 부족들은 키가 크고 체격이 좋으며 탄탄한 근육과 놀라운 육체적 기량을 가지고 있었을 뿐만 아니라 행복하고 관대했다. 그들은 가장 뜨거운 태양 아래에서도 벌거벗었고 이른 새벽에 목욕을 하기 위해 얼음을 깨고 찬물에 들어갔다고 한다.

육식 위주의 인디언 식단

미국 원주민들의 식단은 지역이나 기후에 따라 다소 차이가 났지만 모두 다양한 동물성 식품을 기반으로 사슴이나 물소, 야생 양, 염소, 곰 같은 큰 동물뿐만 아니라 비버, 토끼, 다람쥐, 스컹크 같은 작은 동물, 뱀, 도마뱀, 악어 같은 파충류에 야생 조류, 해양 포유류, 곤충까지 닥치는 대로 먹었다. 그들은 야생 동물로부터 영양 많은 포화지방을 마음껏 섭취했다. 그들이 가장 소중하게 여긴 식품은 65%의 포화지방으로 이루어진 반추 동물의 신장 지방이었다.

인디언들은 어린 동물의 고기보다 나이가 많은 동물의 고기를 선호했는데 등 부위에서 체중의 4~5%를 차지하는 지방을 얻을 수 있었기 때문이다. 특히 동물의 배 속에 고도 포화지방은 말리거나 훈제한 살코기와 함께 섭취했다고 한다. 북부 인디언의 식단 중 80%가 지방이었다.

인디언들은 뒤에서 자세히 언급할 스테판슨 박사가 겪었던 '토끼 기아'에 시달리기도 했는데 지방이 풍부한 큰 사냥감을 잡기 어려운 시기에는 토끼 같은 작은 동물에 식량을 의존해야 했기 때문이다. 지방이 적은 토끼 고기는 아무리 먹어도 만족할 수가 없었고 약 일주일

167

뒤 설사와 두통, 무기력, 모호한 불편감에 시달렸다고 한다. 토끼 기아 얘기는 살코기를 선호하는 오늘날 현대인에게 시사하는 바가 크다.

동물을 버리는 것 없이 통째로 먹는다

원주민들은 동물을 통째로 먹었는데 그중에서도 근육고기는 에스키모가 그랬던 것처럼 대부분 개에게 버리고 필수 미네랄과 비타민 그리고 지방 함량이 높은 내장과 뼈를 먹었다. 뼈의 골수와 영양분을 최대한 얻기 위해 잘게 부서진 뼈 조각이나 파편 더미가 발견되었다고 한다. 동물의 지방은 말려서 말린 살코기와 같이 먹고 심장이나 콩팥, 간 등은 굽거나 말려서 먹었다고 한다. 고기를 채운 창자를 숯에 구워 별미를 즐겼고 양과 뇌도 먹었다고 전한다. 암컷의 젖통이나 젖꼭지도 요리해서 먹고 배 속의 새끼와 같은 부드러운 동물성 식품은 노인들에게 먹였다고 한다.

발굽도 연골이 부드러워질 때까지 졸여 먹고, 피도 창자로 만든 소시지에 넣어 마치 우리나라 순대처럼 먹었다. 그들은 물소의 창자 빨리 먹기 경연 대회도 했는데 창자의 양쪽 끝에서 먹기 시작해 누가 먼저 가운데에 도착하느냐를 경쟁하는 시합이라고 한다. 불현듯 파스타 면이나 빼빼로 과자로 비슷한 게임을 하는 우리의 모습이 떠올라 재밌으면서도 의미심장하다. 물소의 창자는 반쯤 발효되고 소화된 풀이나 허브로 가득했다는데, 이것은 효능에 있어서 오늘날의 약이나 보충제와는 차원이 다를 것이다.

특히 곰은 원주민의 다음 세대를 잇기 위한 중요한 음식이었는데

육식 혁명 카니보어

결혼 후에도 한동안 아이를 갖지 못하면 남자는 6주 동안 곰 식단에 돌입했다고 한다. 그리고 정력이 왕성해진 남자의 아내는 9개월 후 높은 확률로 엄마가 되었다고 한다.

저지방 식품과 과일을 먹어야 건강해진다는 잘못된 믿음은 수많은 현대인이 질병으로 고통받도록 만들었다. 미국 원주민의 건강한 식단은 주로 내장과 지방으로 구성되어 있었다. 원주민들이 자신의 전통 식단을 포기했을 때 그들도 여지없이 건강이 악화하고 각종 질병으로 고통받았음을 명심하자.

극지방의 삶에서 배우는 지혜로운 식단

에스키모는 다른 인종보다 아래턱뼈가 크고 강인했다. 얼굴이 넓게 잘 발달되어 있고 저작 근육이 강하게 발달되어 있었다. 평균적인 에스키모 성인은 45kg 정도의 짐을 양손에 들고 같은 무게의 짐을 입에 물고 상당한 거리를 이동할 수 있었다고 한다. 이것은 그들의 턱뿐만 아니라 다른 신체 부위도 잘 발달되어 있었음을 보여준다. 에스키모 치아의 과도한 마모는 무두질동물의 원피로 가죽을 만드는 것 과정에서 이빨로 가죽을 씹기 때문이었지만 치아가 손상되더라도 상아질이 쉽게 다시 차오르곤 했다. 프라이스 박사는 에스키모들이 그들의 전통 식단으로부터 훌륭한 영양을 공급받은 덕분으로 보았다.

잘 발달된 치열궁과 건치의 비밀

에스키모 여인들은 잘 발달된 치열궁치아가 그리는 곡선과 '두 줄의 진주'라 일컬을 만한 멋진 치아를 갖고 있었다. 에스키모 아이들의 탁월한 건강도 인상적이었다. 아이들은 배가 고프거나 낯선 사람의 존재로 두려운 경우가 아니면 우는 일이 없었다. 산모들은 항상 모유가 풍부했으며 풍부한 모유를 1년 동안 유지하는 것은 어렵지 않았다.

그들은 치아 부식이 전혀 없었고 아이들도 이가 돋아나는 데 어려움이 없었다. 그러나 특히 치아 부식에 탁월한 면역을 가지고 있었던 그들 역시 전통 음식을 떠나 현대 음식을 접한 후 발생하는 치아 부식을 막을 재간이 없었다. 현대 음식을 받아들인 후 첫 세대부터 충치로 큰 고통을 받았으며 치열궁은 비정상적으로 변형이 일어났다. 아이들의 앞니는 안쪽으로 들어가고 송곳니가 바깥으로 돌출되기도 했다.

평온한 출산의 비밀

에스키모들은 연어가 많이 나는 철에는 연어를 대량으로 잡아 말렸다. 말린 연어 조각을 물개 기름에 담가 두고 먹었는데 물개 기름은 특히 비타민A가 매우 풍부했다. 그들은 생선과 생선알을 바람에 말렸다. 프라이스 박사는 말린 연어알이 자신이 본 가장 영양가 있는 음식 중 하나라고 말한다. 생선알은 젖을 뗀 아이들에게 매우 중요한 영양식이었고 여성의 가임률을 높였다.

프라이스 박사는 원시집단이 현대 문명과 접촉 후 나타난 가장 두드러진 변화 중에 하나가 출산 과정이라며 놀라운 이야기를 들려준

육식 혁명 카니보어

다. 한 에스키모 여성은 26명의 자녀를 낳았고 그중에 몇몇은 밤에 태어났다. 그녀는 잠든 남편을 애써 깨우지 않고 혼자 출산했으며, 그녀의 남편은 새로 태어난 아기를 아침에 소개받았다고 한다. 이들의 평온한 출산은 박사가 깊은 감동을 받기에 충분했으며 제왕절개나 난산이 비일비재한 오늘날과는 대조적이다.

생선을 말리는 과정에서 바람에 모래들이 달라붙기도 했는데, 이 모래들은 에스키모가 생선을 씹어 먹느라 치아가 마모되는 데 주요한 원인이 되었다. 에스키모들은 얼린 생선을 어마하게 먹었다. 특히 내장과 비타민 C가 매우 풍부한 고래 껍질로 미량 영양소를 충분히 섭취한 듯하다. 그들은 또한 부패하다시피 발효된 생선도 무척 즐겼다고 한다. 이 썩은 음식이 특히 에스키모의 왕성한 스태미너에 한몫했다는 사실은 매우 흥미롭다. 그들은 순록을 잡아 먹고 베리류를 얼려 먹기도 했다.

카니보어 식단의 열렬한 초기 지지자 빌자무르 스테판슨

하버드 대학교 교수이자 유명한 북극 탐험가인 빌자무르 스테판슨Vilhjalmur Stefansson은 에스키모로 알려진 이누이트 식단의 약 90%가 고기와 생선으로 구성되었다는 사실을 접하게 된다. 이누이트족은 1년에 6~9개월 동안 지방이 많은 고기와 신선한 생선만을 먹으며 거의 무탄수화물 식단을 유지했다.

스테판슨은 동료인 카스텐 앤더슨Karsten Anderson 박사와 함께 북극에서 4년간의 프로젝트를 진행하는 동안 캐나다 북극에서 잡을 수 있는 고기와 생선만 먹었다. 두 사람 모두 4년간의 실험에서 어떤 부작용도 겪지 않았을뿐더러 탄수화물만 제한한다면 총칼로리를 무시한 채 신체가 요구하는 만큼의 음식을 섭취해도 날씬하고 건강하며 활력이 넘치는 상태를 유지할 수 있다고 추론했다. 스테판슨이 오로지 육식만 하는 식단의 실행 가능성에 대한 연구 결과를 발표했을 때 사람들은 상당한 회의를 품었지만 그의 주장은 연구와 분석으로 입증되었다.

살코기만 섭취하는 저지방 식사는 토끼 기아를 유발한다

다양한 연구에서 이누이트 식단은 독특한 키토제닉 식단이라는 점이 드러난다. 이누이트 원주민은 신선한 생선과 순록caribou, 고래, 바다표범 같은 지방이 풍부한 고기를 먹었다. 식단에 대한 잘못된 통념에 맞서기 위해 스테판슨과 앤더슨 박사는 처음 몇 주 동안 100% 육류 식단을 먹는 연구를 진행했다. 앤더슨은 당뇨 테스트를 위해 100mg의 포도당을 4일간 투여했고 그 4일 동안만 당뇨가 생겼다. 또한 탄수화물이 풍부한 음료와 식단을 접한 첫 3일 동안만 폐렴에 걸렸다.

연구원의 요청에 따라 스테판슨은 한동안 살코기만을 섭취해야 했다. 스테판슨Stefansson은 이러한 저지방 식사로 메스꺼움과 설사 등 전반적으로 당황스럽고 불편한 상태를 경험했다. 이 상태는 이후 '토끼 기아'라고 불렸는데 지방과 탄수화물 함량이 낮고 단백질 함량이 높은 식단에서 발생한다. 토끼 기아는 단백질 중독으로 더 잘 이해되고 있으며, 이로 인해 고아미노산혈증, 고암모니아혈증, 고인슐린혈

육식 혁명 카니보어

증, 메스꺼움, 설사, 심지어 2~3주 내에 사망할 수도 있다고 한다. 그는 지방이 가득한 등심 스테이크와 베이컨 그리고 지방에 튀긴 뇌를 한 끼 먹음으로써 토끼 기아에서 벗어났다. 그러나 이후 지속적인 변비를 10일 동안 겪었다고 한다.

스테판슨과 친구는 원주민들과 마찬가지로 신장의 50%가 포화지방인 순록을 포함해 연어 그리고 바다표범을 주로 먹었다. 이런 기름진 고기만을 먹고도 괴혈병을 비롯한 어떠한 결핍 증상도 없었으며 그들의 대변량은 적고 냄새가 나지 않았다. 스테판슨의 치은염은 실험이 끝날 무렵 사라졌다. 그들의 놀라운 건강 비결은 동물 전체, 즉 뼈, 간, 뇌 등을 모두 포함한 식사였으며 이 음식들은 알다시피 비타민과 미네랄이 매우 풍부하다.

스테판슨은 하루에 2,000~3,100칼로리를 섭취하였으며, 평균적으로 에너지의 거의 80%를 동물성 지방에서, 20%를 동물성 단백질에서 얻었다. 일일 섭취량은 단백질 100~140g, 지방 200~300g, 탄수화물 7~12g이었다. 이누이트족은 마른 송아지 대신 지방이 많은 순록을 사냥했다. 그들은 머리 주위의 기름진 고기를 가장 중요하게 여겼고, 그다음이 심장과 신장이었으며, 안심은 그들의 개에게 던져주었다고 한다.

아프리카 원시집단에서 배우는 지혜로운 식단

프라이스 박사는 아프리카에서 동물과 상호 협력해 살아가는 전통 목축 집단을 만났다. 앞서도 언급했지만 동물은 인간으로부터 보호받고 인간은 동물로부터 우유, 털, 가죽, 고기 등 부산물을 얻었다. 이같은 협력 관계에는 기본적으로 인간과 가축 사이에 서로에 대한 감사와 애정 그리고 존중이 있었다. 현대에 와서 인간과 가축의 상호 호혜적인 관계는 진즉에 사라지고 이윤추구만을 목적으로 산업화된 참혹한 공장식 축산 사육 환경과는 대조적이다.

소의 피를 마시는 마사이족

평생 건강한 허리와 비만이 없는 아프리카 부족의 독특한 걸음걸이를 상업화한 워킹화로 우리에게 그리 낯설지 않은 마사이족이 대표적인 목축 부족이다. 《영양과 신체적 퇴행》 책에는 키가 약 180cm가 넘는 백인 가이드와 그보다도 훨씬 큰 마사이족 남성의 사진이 실려 있다. 그들은 우유와 고기, 피를 주로 먹었으며 피는 지용성 비타민의 중요한 공급원이었다.

그들은 매일 젖소의 우유를 짰으며 활과 화살을 이용하는 독특한 방식으로 거세한 수소의 피를 뽑았다. 잘 길들인 소는 서 있는 채로 정맥에 화살을 얕게 쏘아서 피를 뽑았다고 한다. 그들의 기술은 매우 정교해서 소는 대체로 움찔하지도 않았다고 한다. 응고한 피는 베이컨이나 고기처럼 구워 먹고 우유처럼 생으로 마시기도 했다. 성장기의 아이들과 임신하거나 수유하는 여자들은 매일 일정량의 피를 제공받았다고 한다. 우유와 고기, 피는 그들의 몸을 강건하게 하는 미네랄과 비타민이 충분했다.

소의 품질은 출생하자마자 얼마나 빨리 일어서서 무리에 합류하느냐로 결정되었다. 보통 몇 분 이내에 무리에 합류했다는 그들의 가축은 현대 대량 생산되는 송아지들이 보통 서는 데만 24시간이 걸리는 것과는 대조적이다. 마사이족은 매우 용감하고 체력이 강해서 창 하나로 사자를 겨냥하고 사냥했다고 한다. 마사이족의 충치율은 0.4%에 지나지 않았다.

탁월한 신체의 비밀은 간

아프리카 부족 중에서도 누어the Neurs족은 키가 굉장히 컸다는데, 여자는 약 180cm, 남자는 약 210cm가 넘는 경우가 흔하고 어떤 남자는 키가 약 225cm에 달했다. 이 부족의 특히 탁월한 신체 발달과 치아 부식에 대한 100%의 면역은 프라이스 박사로 하여금 엄청난 관심을 불러일으켰으며 다음과 같은 그들의 특징을 관찰할 수 있었다.

부족은 그들의 간에 영혼이 있으며 사람의 성품과 신체적 발달은 간의 건강에 달렸다고 믿었다. 또한 그들은 다른 동물의 간을 먹음으로써 영혼을 성장시킬 수 있다고 믿었다. 그들은 동물의 간을 매우 신성시해 절대로 손으로 만지지 않고 창이나 칼, 갈라진 막대 등을 사용해 다루었다고 한다. 그들은 간을 날것으로도 먹고 익혀서 섭취하기도 했다.

곤충으로 영양 보충을 하는 부족

에티오피아에 인접한 한 농경 부족은 주로 옥수수, 콩, 기장, 고구마, 바나나, 카피르 옥수수 및 기타 곡물을 재배하고 주식으로 삼았다. 아프리카 원주민은 곡물을 먹기 전 처리로 갈거나 굽는 등의 조리 과정을 거쳤으며, 메뚜기와 같은 각종 곤충, 구더기, 개미 알과 개미 등으로부터 필수 미네랄과 비타민을 얻었다고 한다. 그들은 특정 곤충이 특정 계절에 식품으로서 특별한 가치를 가지며 그 알이 귀중한 식품이라는 것을 알고 있었다. 개미들의 짝짓기 철에 3m 이상 자란다는 개미 언덕은 개미파이라는 음식을 가능하게 한 듯한데, 개인적으로 어떤 음식인지 무척 궁금해 맛보고 싶다.

영양의 차이가 신체의 차이를 만든다

프라이스 재단의 샐리 팔론 모렐에 따르면 지방의 섭취량은 지역마다 다르며 북극에서는 칼로리의 최대 80%까지를 지방으로 섭취했고 아프리카의 일부 지역에서는 칼로리의 약 30%를 지방에서, 나머지는 탄수화물에서 얻었다. 그녀는 우리 몸은 탄수화물을 섭취해 지방으로 전환할 수 있으며 그것이 탄수화물이 하는 일이라고 언급한다. 하지만 지용성 비타민을 어떤 식으로든 섭취해야 한다고 강조한다. 한편 그들은 유제품이나 민물 생선을 주로 먹는 부족만큼 체격이 좋지 않았으며 용기와 지략이 부족해서 다른 부족의 지배를 받았다고 한다.

케냐 정부는 수년간 부족 간 체육대회를 개최하고 줄다리기로 그들의 힘을 평가했다. 주로 물고기를 먹고 살던 수렵 채집 부족이 반복적인 우승을 거두었다. 이 부족원들의 체격은 감탄을 자아낼 정도로 장대했으며 뛰어난 수영 실력을 갖춘 강력한 운동선수였다.

프라이스 박사의 조사 결과에 따르면 안면과 치열궁의 변형은 주로 유제품과 해양 동식물을 섭취하는 부족에게는 거의 나타나지 않았다. 우유, 피, 고기를 주로 먹는 마사이족은 단지 3.4%의 변형이 발생했다. 주로 식물성 식품을 먹는 농경 민족인 키쿠유the Kikuyu나 와캄바 Wakamba 부족은 각각 18.2%와 18.9%의 변형을 보였다. 프라이스 박사는 이렇게 부족마다 치과적인 변형이 다른 이유는 부족적 특성이 다르기 때문이 아니라 영양의 차이 때문이라고 유추했다.

여담으로 나는 최근에 베트남, 몽골, 인도네시아, 태국에서 우리나라로 유학을 오는 학생들을 위한 교육청 행사에 참석한 적이 있었다. 그 학생들 중 유난히 큰 키와 뽀얀 피부, 안정된 안면 골격과 잘 발달된 체격으로 나의 눈길을 끈 학생들은 대부분 몽골 학생들이었다. 몽골 여행에서 고기를 다양한 방식으로 조리한 육류 중심의 몽골 음식을 즐길 수 있다고 쓰인 기사내용이 떠올랐다.

프라이스 박사는 아프리카 선교학교의 교장으로부터 왜 선교학교나 공립학교를 다니는 가족들이 학교를 접하지 못한 가족들만큼 튼튼하지 못한지에 대해서 학생들이 궁금해한다는 얘기를 들었으며 이 사례는 현대화된 식단이 불러온 신체 퇴행이 얼마나 심각한지를 짐작하게 한다는 기록을 남겼다.

충치율 비교

	전통적인	현대화(1930년대)
스위스	4.60	29.8
게일어	1.20	30.0
에스키모(이누이트)	0.09	13.0
북미 원주민	0.16	21.5
세미놀 인디언	4.00	40.0
멜라네시아인	0.38	29.0
폴리네시아인	0.32	21.9
아프리카인	0.20	6.8
호주 원주민	0.00	70.9
뉴질랜드 마오리	0.01	55.3
말레이어	0.09	20.6
해안 페루인	0.04	40.0+
높은 안데스 인디언	0.00	40.0+
아마존 정글 인디언	0.00	40.0+

참고하면 좋은 책과 사이트

• 《영양과 신체적 퇴행(Nutrition and Physical Degeneration)》

• https://www.doctorkiltz.com/keto-diet-and-evolution/ '케토 다이어트와 인간 진화 Liam McAuliffe 2023년 12월 3일; Robert Kiltz 박사가 의학적으로 검토하고 인증함'

• https://www.doctorkiltz.com/weston-a-price-diet/

• https://en.wikipedia.org/wiki/Vilhjalmur_Stefansson '스테판슨'

• https://www.westonaprice.org/health-topics/nutrition-greats/edward-howell-md/#gsc.tab=0 '에드워드 하웰, MD Edward Howell, MD, 효소, Enzymes'

• https://www.westonaprice.org/health-topics/traditional-diets/guts-and-grease-the-diet-of-

• native-americans/#gsc.tab=0 '내장과 기름: 아메리카 원주민의 식단'

• https://youtu.be/axKUplADuh4?si=G0O-BnItDe_UMmsB '샐리 팔론 모렐 인터뷰'

팔레오 메디시나
PKD 식단의 비밀

장누수 증상을 완전 해결하는 PKD 식단

내가 새로운 식단을 시작하고 그전보다 컨디션과 건강이 많이 좋아졌음에도 해결되지 않았던 장 문제(설사, 변비, 복부팽만, 냄새 지독한 가스 등)와 이로 인해 의심되던 장누수 증상을 거의 완벽하게 해결할 수 있었던 것은 프라이스 재단의 식단과 헝가리의 의학 집단 팔레오 메디시나의 PKD라는 식단이다.

PKD 식단을 적용해 내가 나름대로 식사를 꾸려 나가고 있을 때 우연히 《영양의 비밀》이라는 책을 접했다. 이 책의 저자 프레드 프로벤자Fredirck D. Provenza 교수는 우리의 식습관과 관련해 평균적인 인간은 없고 모든 개체는 다양하다고 말하고 있다.

나는 처음에 이 말을 사람마다 체질이 다양하다는 뜻으로 알아듣고 발끈했다. 왜냐하면 체질을 운운하는 이들 중에는 반드시 채식을 해야 하는 체질의 사람이 있다고 주장하기 때문이다. 그런데 책을 읽는 동안 프레드 프로벤자 박사가 하고자 하는 말은 결국 내가 하고 싶은 말과 일치하는 부분이 많았다. 그는 각자가 처한 상황과 맥락마다 차이가 나기 때문에 매스컴에서 얘기하는 과학적인 건강 조언이라 할지라도 그것을 맹신해서는 안 된다고 조언한다. 나도 각 개인의 식습관이나 그로 인한 현재의 영양상태에 따라 당연히 좀 더 필요한 영양소와 집중적으로 먹어야 할 음식이 달라질 수밖에 없다고 생각한다. 하물며 똑같은 개체라도 어제의 건강상태와 오늘의 건강상태가 다를 수 있으니까 말이다.

체질의 진정한 의미를 깨닫자

사실 사람들이 말하는 체질이란 각자의 영양상태를 두고 하는 말 같다. 그래서 체질에 따라 먹는 음식을 달리해야 한다는 말도 인간 생리에 적합한 음식 안에서 더 효과적인 음식을 먹으면 좋다는 의미와 일맥상통한다고 본다. 우리 옛 선조들이 임산부와 아이에게 연어알이나 소의 피와 같은 신선한 음식을 더 많이 섭취하도록 배려한 것도 같은 맥락이라고 본다.

우리에게 생리적으로 적합한 음식은 동물성 식품이고 따라서 채소를 먹어야 하는 체질 따위는 없다고 생각한다. 왜냐하면 과일과 채소를 먹는 것은 우리의 생리적 요구와는 아무런 관련이 없으며 오히려 식물 독소 때문에 위험하기 때문이다.

우리 몸이 스스로 지혜를 발휘해
음식을 선택하도록 돕자

프레드 프로벤자 교수는 또한 몸에 필요한 영양소를 섭취함에 있어서 야생의 동물처럼 우리 몸이 스스로 지혜를 발휘할 수 있게끔 되돌려야 한다고 얘기한다. 그는 맛과 피드백이라는 메커니즘을 통해서 우리의 신체가 우리의 몸이 어떻게 항상성을 유지하는지 설명하고 있다. 즉, 우리 몸이 특정 음식에 대해서 '몸에 좋다, 안 좋다, 부족하다, 넘친다'며 알아서 평가를 할 수 있다는 것이다.

그가 소금에 대해 지닌 견해도 역시 나와 일치한다. 그는 우리 몸은 스스로 나트륨을 조절할 수 있는 능력이 있기 때문에 대중 보건 정책으로 소금의 섭취량이 좌지우지될 수 없다고 주장한다. 이 책에서는 동물도 스스로 자기에게 부족한 영양은 섭취하고 과한 것과 충분한 것은 먹지 않는다는 것을 동물실험을 통해서 보여준다. 사실 이 부분을 이해하는 데는 동물 실험을 통할 것도 없다. 프라이스 박사가 남긴 옛 선조들의 지혜로운 식생활 기록만으로도 차고 넘친다고 생각한다. 원시부족들이 남는 살코기는 개에게 던져주고 더 많은 지방과 내장을 얻기 위해 사냥한 얘기들처럼 말이다.

가짜 음식은 우리 몸이 지혜를
발휘하지 못하게 막는다

그렇다면 '현대를 살아가는 우리 몸은 왜 지혜를 발휘하지 못하고 비만이나 당뇨, 고혈압 같은 잘못된 식습관에 기인한 질병으로 몸살을 앓는 걸까?'라는 의문에 프레드 프로벤자 교수는 역시 식품업계가 만드는 가공식품, 즉 가짜 음식이 우리 몸의 지혜를 망가뜨리고 교란시키기 때문이라고 주장한다.

가공식품은 우리 몸이 지혜를 발휘하기에 너무 강력해서 그 중독으로부터 벗어나 우리 몸의 지혜를 활용하는 것을 어렵게 만든다고 얘기한다. 프레드 프로벤자 교수는 이것을 잘 알고 있는 식품업계 덕분으로 우리는 가공식품의 홍수 속에서 살고 있다며, 우리가 가공식품들을 왜 피해야 하는지에 대한 근본적인 이유를 알아차리고 우리 몸의 지혜를 잘 활용해서 각자만의 최적화된 섭식습관을 구축해야 한다고 전한다.

이 책에는 어린아이들이 자신의 부모나 어떤 문화의 영향도 받지 않은 자연 상태에서 스스로 음식을 선택하는 장기간의 연구를 소개한다. 이 연구에서 아이들은 그때그때 필요한 영양분을 채우기 위해 다양한 음식을 특이한 조합으로 선택해서 먹는데, 이것은 마치 초지에서 소가 50여 가지 종류의 풀을 자유롭게 뜯어 먹거나 우리의 조상들이 비타민 K2와 같은 영양소를 얻기 위해서 키비악에스키모의 전통 음식처럼 물개의 빈 배 속에 생선을 넣어 발효시키는 창의적인 조합을 만들어내는 모습과도 흡사하다.

조상들의 식습관에서 얻은 통찰, PKD 식단

우리의 섭식에 관한 건강 상식 중에는 골고루 먹어야 한다는 말이 있다. 아마도 이 말의 진정한 의미는 인간 생리에 적합한 음식 안에서 식품 각자의 고유한 영양소들을 골고루 얻기 위해서 다양한 음식을 먹어야 한다는 뜻으로 인간 생리에 적합하기는커녕 위험할 수도 있는 식물성 식품까지 포함해서 골고루 먹을 이유는 없다고 본다. 내가 건강상의 이점을 위해서 되도록 유지하려고 하는 PKD 식단은 프레드 프로벤자 교수가 말하는 우리 몸의 지혜를 한껏 발휘한 우리 옛 조상들의 식습관에서 통찰을 얻어서 생겨난 식단이라고 생각한다.

팔레오 메디시나 식단의 놀라운 효과

팔레오 메디시나는 이 식단이 나이, 성별, 종교, 피부색, 국적에 상관없이 생물학적으로 인간에게 가장 적합한 건강식이며, 감염성 또는 외상성 질환 외에 유전이 아닌 거의 모든 만성 질환이 크게 개선되거나 완치될 수 있다고 자신 있게 말한다.

효과적인 것으로 입증된 질병은 제2형 당뇨병, 비만, 고혈압과 같은 대사 증후군과 하시모토갑상선염, 크론병, 궤양성대장염, 류마티스 관절염, 다낭성난소증후군 등의 자가면역질환과 모든 종류의 암, 기타 수면 장애, 불임, 정신분열증, 공황장애, 과잉행동장애ADHD, 자폐증, 만성피로증후군CFS, 간질, 우울증 등이다.

이미 질병이 발병했더라도 생물학적 식단으로 전환하면 인체의 지혜로운 회복력이 발휘되어 대부분의 경우 영구적으로 회복하고, 경우에 따라 상태가 서서히 안정을 찾으며 호전된다고 주장한다.

우리 몸의 세포 재생 및 조직 교체 과정이 빠를수록 치유가 빠르다. 피부와 장 조직이 5~21일로 가장 빠르며 가장 느린 신경 조직은 몇 달 또는 몇 년이 걸린다고 한다. 실제로 이 식단만으로 크론병이 완치되고 더불어 증가되었던 장 투과성이 정상화되었다는 사례가 있다. 나는 이러한 주장에서 희망을 보고, 장 문제가 극심했던 내 몸에 적용한 뒤 매우 빠르게 큰 효과를 보았다. 내가 장 문제를 극복한 후 도움을 요청해온 지인 역시 나와 마찬가지로 식단 적용 후 단 3일 만에 고질적인 장 증상이 사라졌다.

팔레오 메디시나의 의료진 중 한 명은 PKD 식단으로 질병의 치유를 경험한 후 이처럼 간단하고 효과적인 방법이 믿기지 않았다고 한다. 그를 따른 지인들의 건강이 회복되었을 때의 느낌이 얼마나 환상적인지 말할 수 없다고 표현하는데 나도 그 짜릿함에 십분 공감한다. 그 후 그는 만성질환의 완전한 회복을 위한 다른 치료법은 존재하지 않는다고 확신하고 22년이 넘게 환자들을 대상으로 임상치료를 해오고 있다. 그리고 PKD 식단이 다른 어떤 치료법보다 효과적이며 환자를 진정으로 치료할 수 있는 유일한 방법이라고 주장한다.

과도기를 지나면 확실한 효과가 있다

팔레오 메디시나의 의료진은 식단의 효과는 몇 주 만에 눈에 띄게 나타나는데 식단을 시작하고 며칠의 과도기가 있으며 그 후에 긍정적인 효과가 분명해진다고 한다. 이 식단을 시도한 환자의 99%가 완치된다고 주장하는데, 1%의 환자는 아마도 더 이른 성공을 기대하다가 며칠의 과도기를 견디지 못한 듯하다.

어떠한 비타민과 미네랄 보충제 없이 동물성 지방, 고기, 내장(간, 뇌, 골수 등)만을 1년 동안 섭취한 두 사람을 대상으로 한 연구에 따르면, 이들은 1년간 내내 건강했고, 실험실 지표도 정상 범위에 있었으며, 신장 문제나 비타민 결핍 증상도 없었다. 이는 콜레스테롤과 동물성 포화지방이 질병을 유발한다는 이론과는 정반대로 오히려 문명의 질병을 퇴치한다는 것을 시사한다. 고기와 동물성 지방을 섭취하는 것이 완벽한 건강을 위한 유일한 방법이라는 것에 의심의 여지가 없다는 그들은 이 식단이 다양한 음식을 추구하는 미식가에게는 매력적이지 않을 수도 있다고 덧붙인다. 하지만 나름 미식가라고 자부하는 나는 다양한 육식 식단의 매력에 흠뻑 빠져 있다.

팔레오 메디시나 식단 추천 지침

팔레오 메디시나의 의료진과 이 식단으로 건강을 회복한 사람들이 추천하는 지침은 다음과 같다.

• 중독된 입맛보다는 몸이 필요로 하는 것을 먹는다.

- 일체의 화학 요법과 방사선 요법 그리고 약물을 배제한다.

- 유제품, 식물성 기름 및 보충제를 완전히 배제하는 것이 장누수와 관련된 장 투과성을 정상화한다. 이들은 우유 단백질이 아주 적은 양으로도 염증 반응을 유발할 수 있다고 주장한다.

- 풀을 먹고 자란 고기(가장 중요하게는 포화지방이 풍부한 쇠고기, 양고기, 돼지고기), 자연산 생선과 달걀만 먹는다. 닭고기는 먹을 수 있는 고기지만 풀을 먹여도 소나 양 또는 돼지고기만큼 영양이 풍부하지 않다. 고기는 부엌에서 전통적인 방법으로 제조한 훈제고기 등 다양한 방법으로 장만할 수 있다. 동물성 지방과 단백질이 함유된 식품은 전체 식단의 70%(부피 기준)를 구성해야 한다. 나는 장이 회복될 때까지 100% 동물성 지방과 단백질을 먹었다.

- 질병과 건강 상태에 따라 나머지 30%는 구석기 시대 음식으로 간주되는 채소, 과일, 생꿀과 같은 품목으로 구성할 수 있다. 즉, 1만 년 전 농업이 도래하기 전에는 구할 수 없었던 모든 식품을 제외한다.

- 비타민과 미네랄 섭취를 위해 내장 고기(간, 뇌, 골수)를 먹는다.

- 소금은 원하는 만큼 먹는다. 바다 소금이 가장 좋지만 암염도 나쁘지 않다. 정제 소금은 피한다.

- 코코아와 커피, 허브나 향신료는 장 투과성에 영향을 미칠 수 있다. 나는 실제로 장이 완전히 회복되었다고 느끼기 전까지는 허브티조차도 먹지 않았다.

- 배고플 때만 먹는다. 이것은 하루에 최대 두 끼, 때로는 하루에 한

끼를 의미한다. 이들은 아침에 고기(스테이크 등)를 먹으면 저녁이 될 때까지 배고프지 않은 경험을 하기도 한다.

- 물이나 탄산수를 목이 마를 때만 마신다.
- 신체적 또는 정신적 건강에 큰 차이를 느낄 때까지 이 식단을 이어 간다(완치를 이루지 못하고 초기에 떨어져 나간 1%가 되지 않으려면!).

그 외에 팁은 다음과 같다.

- 질병과 건강 상태에 따라 사워크라우트(독일식 양배추 발효 김치)를 허용한다.
- 성분표에는 물과 소금만 적혀 있더라도 통조림 식품 산업을 무조건 믿어서는 안 된다.
- 동물성 지방만 사용하고 다른 오일은 사용하지 않는다.
- 오리 지방은 좋은 품질이라면 허용하지만 찾기 힘들다.
- 하루에 한 조각 이상의 과일을 먹지 않는다.

나는 배고플 때 먹고, 목마를 때 마시고, 배부르게 먹으라는 PKD의 지침 같지 않은 지침이 참 좋다. 내가 직접 경험해본 최고의 방법이기 때문이다. 그런데 식단 챌린지에 참여한 분들 중에는 이 부분이 마냥 좋고 쉽게만 받아들여지지 않는다는 경우가 종종 있다. 소식하고 굶는 정통적인 다이어터들이나 체중 감량을 목적으로 하는 키토제닉 다이어터들은 오히려 시간을 정해놓고 철저하게 지키는 간헐적 단식을 편하게 여기는 경향이 있다. 단식 자체, 단식 시간에만 집착하는 것으로는 오토파지와 같은 간헐적 단식의 효과를 누리기가 힘들다.

중요한 점은 간헐적 단식을 적용하는 동안 먹을 때는 매우 잘 먹어야 한다는 것이다. 잘 먹는다는 것은 몸에 필요한 영양소가 풍부한 음식을 충분히 섭취하는 것이다. PKD 식단은 처음에는 심리적 거부감을 겪을 수 있으나 우리 전통 인류가 그랬던 것처럼 생물학적으로는 당연한 식단이다. 우리 몸이 꼭 필요로 하는 영양소는 바꾸고 싶다고 바뀌는 문제가 아니나 우리의 심리나 태도는 분명히 바꿀 수 있고 건강한 몸을 위해서는 그래야만 한다. 내가 PKD를 따르는 이유는 긍정적인 무수한 임상 결과 때문이다. 나는 다음의 기적과 같은 암 치유 사례 등을 통해 희망을 품고 내 장이 회복될 때까지 적용했다. 독자 여러분이 알다시피 그 효과는 적중했다.

참고하면 좋은 사이트

- https://nutriintervention.com/paleolithic-ketogenic-diet-pkd-efficacy-and-applicability-faq/ '팔레오 메디시나, 구석기 케톤 생성 식단(PKD) 효능 및 적용 가능성'
- https://nutriintervention.com/interview-with-dr-csaba-toth-by-evolutamente-it/ '팔레오 메디시나, Evolutamente.it의 차바 토드 박사와의 인터뷰 2018.11.03.'
- https://nutriintervention.com/crohns-disease-and-the-paleolithic-ketogenic-diet-a-graduation-thesis/ '팔레오 메디시나, 크론병과 구석기 시대 케톤식이 요법'
- https://paleomedicina.com/hu/paleoketogen-etrend/ '팔레오-케토진 다이어트, 팔레오-케토진 다이어트 규칙'
- https://nutriintervention.com/4-year-long-progression-free-and-symptom-free-survival-of-a-patient-with-recurrent-glioblastoma-multiforme/ '팔레오 메디시나, 재발성 다형성 교모세포종 환자의 4년 무진행 및 무증상 생존: 표준 종양 요법에 실패한 후 단독 치료로 사용된 구석기 케톤 생성 식이(PKD)의 증례 보고'
- The Power of Animal Foods w/ Sally Fallon Morell | Mitolife Radio Ep. #084

팔레오 메디시나로
교모세포종을 이겨내다

교모세포종은 생존률이 매우 낮은 악성 종양으로 전 미국 대통령의 아들인 보 바이든의 목숨을 앗아간 질병이다. 팔레오 메디시나의 교모세포종 환자 모두는 생존 중이며 그중 한 사례를 소개하고 있다.

환자는 정통적인 항암치료(수술, 방사선 요법, 화학 요법을 포함한 표준 종양 요법)를 받고 7개월 후 재발을 경험했다. 그 후 PKD만 적용한 치료로 질병의 진행이 완전히 중단되었다. 사례를 소개하는 시점에서 환자는 4년 동안 아무 증상도 없었다.

치료식이는 PKD 지침대로 지방과 단백질 비율이 약 2:1인 육식을 기반으로 한다. 곡물, 유제품, 가지과 식물, 콩류, 식물성 오일(코코넛 오일 및 올리브 오일 포함), 견과류, 정제 설탕, 인공 감미료, 식품 첨가물 및 모든 유형의 식이 보조제가 배제되었다.

붉은 고기와 지방이 많은 고기는 환자의 식단에서 주된 음식이었고 소와 돼지고기의 내장도 정기적으로 섭취했다. 경우에 따라 PKD에 일부 식물성 식품이 포함될 수 있지만 이 환자의 경우 PKD의 효과를 극대화하기 위해 모든 식물성 식품을 제외했다.

환자는 하루에 두 끼를 먹었다. 배고플 때 먹고, 목마를 때 마시고, 배부르게 먹으라고 권했다. 환자는 전체 추적 기간 동안 풀 타임으로 일했다. 그는 특별한 운동을 하지 않았다.

용기를 내어 상식을 배반하자
암을 진정으로 극복할 수 있었다

조한영(46세)

10년 전 위장의 70%를 절제했다. 위암이었다. 수술 후 일주일이 지나자 의사는 나에게 퇴원수속을 준비하라고 했다. 이게 끝이라고? 아직 30대라 충분히 이겨내리라 생각했지만, 암에 걸리기 전과 180도 달라진 삶을 어떻게 대비해야 할지 막막했다.

일단, 자취하던 방으로 들어가 무엇이든 열심히 만들어 먹었다. 유기농 채소와 현미밥, 통밀로 만든 빵 등 몸에 좋다는 재료를 엄선해서 직접 조리했다. 의사가 특별히 생선회와 숯불에 구운 고기는 피하라고 해서 구운 고기뿐 아니라 모든 고기류는 먹지 않았다. 흔히들 얘기하는 건강식을 시작한 것이다. 하지만 이 식단을 시작하고 내 삶의 질은 퇴보되어 갔다.

식사 때마다 오는 덤핑증후군(dumping syndrome, 위 절제술 이후 음식물이 정상적인 소화 과정을 거치지 못해서 발생하는 오심, 구토, 현기증, 발한, 쇠약감 등의 증상)과 혈당 쇼크 때문에 3시간 이상 외출할 수가 없었다. 장은 365일 탈이 난 상태였고 영양분 부족으로 10분만 걸어도 숨이 찼다. 피부는 급속도로 노화되기 시작했고 골다공증과 류마티스 관절염, 녹내장 등 각종 질병에 노출되기 시작했다. 생활의 균형이 무너지자 자존감은 바닥을 치고, 우울증이 깊어져 외출은 커녕 방문 밖으로 나오기도 힘들었다. 결국 암막 커튼으로 빛을 차단한 방 안에 텐트를 치는 지경까지 이르렀다.

나는 살기 위해 카니보어 식단을 시작했다. 카니보어 식단으로 건강한 몸을 유지하는 지인의 체험담을 들으며 용기를 냈다. 무엇보다 지금까지 내가 살아온 방식과 반대로 산다면 어떤 결과가 나올지 궁금했다. 더 이상 잃을 것이 없는 상황이었기 때문에 두려움도 없었다.

그렇게 아이 같은 마음으로 식단을 시작했다. 도매 사이트에서 호주산 목초우 10kg을 주문하고 앵커버터와 생꿀, 비살균 치즈를 구비했다. 탄수화물은 소량으로 제한하고 가끔 빵이 먹고 싶을 땐 사워도우빵에 생꿀을 곁들여 먹었다.

일주일쯤 되니 손발이 따뜻해지고 한 달쯤 되니 종아리와 허벅지에 근육이 붙기 시작했다. 피부톤이 맑아지고 정신이 명료해졌다. 어릴 때부터 아침 일찍 기상하면 하루 종일 졸고는 했는데 이제 새벽 4시에 기상해서 외부 일정을 소화하고 퇴근해도 거뜬하다. 당대사가 지방대사로 바뀌는 과정에 피부 가려움증이 있었지만, 이외 별다른 부작용은 느끼지 못했다.

카니보어를 시작한 이후의 내 삶은 생생하게 살아 있다. 하고 싶은 것이 있으면 당장 시작하고 만나고 싶은 사람이 있으면 바로 약속을 정한다. 기약할 수 없는 '언젠가'라는 말은 이제 하지 않는다. 대신 이렇게 말한다.

"뭐가 가능할까?"

할 수 있는 것을 선택하고 할 수 없는 것을 포기하면 온전함만 남는다. 온전한 나로 살기 위해 가장 먼저 필요했던 '건강'을 되찾고 나니 이제 두려움이 없다. 그렇게 미뤄두었던 버킷리스트에 하나씩 도전하고 있다.

어느 날 문득 '이렇게 망가진 나라도 세상에 빛이 될 수 있을까?' 하는 질문을 했던 기억이 떠올랐다. 내가 살기 위해 사는 것이 아니라 나처럼 고된 삶에 속아 자신이 보잘것없다고 느끼는 그 한 사람을 위해 사는 것 말이다. 그 한 사람에게 빛이 되길 바라며 이 글을 쓴다.

'평온한 장'을 고대한다면?

고질적인 장 트러블도 극복할 수 있다

나는 식단을 하기 전에도 전체적으로 마른 몸이었지만 유난히 아랫배는 늘 뚱뚱했다. 비만했다기보다 복부팽만으로 볼록했다. 음식을 먹으면 윗배가 불러오는 게 아니라 아랫배가 부풀어 올랐다가 냄새 심한 가스를 한가득 뿜어내고 자장면 소스 같은 성상의 설사를 좔좔좔 하고 나면 쑥 들어가곤 했다. 분명히 한참 비정상적인 장 상태였다.

다른 사람들은 대변을 어떻게 보며 가스는 얼마나 자주 나올까? 나보다는 상태가 나은 변을 볼 것 같고, 냄새나는 방귀도 잘 안 낄 것 같다고 막연하게 추측할 뿐 명확하게 상상할 수가 없었다. 왜냐하면 내가 정상적인 장 상태를 가졌는지조차 기억이 가물가물할 정도로 나는 오래전부터 장이 망가졌기 때문이다. 내가 초등학교를 다닐 때는 학교에서 배변 검사를 하기 위해 배변 봉투를 나눠 주고 각자의 변을 담아서 제출해야 했다. 나는 제출해야 하는 시간까지 도대체 변을 볼 수가 없어서 화장실에 한참을 앉아 있다가 다른 사람의 변을 넣어서 제출한 적이 있는데, 기억을 돌이켜보면 그때부터 변비가 심했던 것 같다.

쉽지 않았던 장 트러블 극복기

독자 여러분은 나의 우여곡절 가득한 고군분투 장 트러블 극복기를 앞선 글을 통해서 보았고 지금은 완전히 회복되었다는 것도 알 것이다. 그렇다. 이 글을 쓰면서 참으로 평온한 장을 쓰다듬으며 힘든 여정을 견뎌낸 스스로를 칭찬하고 있다. 그리고 힘들었던 시절이 주마등처럼 지나간다. 몸에 좋다는 현미를 365일 먹던 시절, 변으로 현미쌀이 그대로 나오는데도 멈추지 않고 계속 현미밥을 먹는 아집을 부렸다.

지금 생각해보면 도대체 왜 고집을 피웠는지 모르겠다. 마늘 양념 가득한 김치와 채식 반찬을 먹고 5분이 멀다 하고 항문이 헐어서 따가울 때까지 폭풍설사를 했던 사연, 시도 때도 없는 나도 참기 힘든 심한 냄새의 가스로 불편하고 곤란했던 에피소드들, 심한 변비로 며칠 동안 변을 못 보다가 갑자기 또 설사를 하는 반복되는 일상, 어떤 방법을 씨도 해결되지 않고 답답하기만 했던 시절이었다. 그때는 상상할 수 없었던 누군가는 당연히 가졌을 이 평온한 장을 가질 수 있는 방법을 지금은 잘 알지만 그 과정은 결코 쉽지 않았다.

채소는 반드시 삶아라
기생충 예방은 덤이다

남편은 고기도 좋아하지만 채소도 좋아하는 식성을 가졌었다. 특히 샐러드나 새싹비빔밥, 상추나 깻잎 등 쌈채소에 쌈 싸서 먹는 걸 즐겼다. 어느 날은 매년 기생충 약을 빠짐없이 챙겨 먹는다는 지인의 얘기를 전해 듣고 우리 부부는 초등학교 이후로는 복용한 적이 없는 기생충 약을 사서 먹게 되었다. 그리고 며칠 뒤 내가 다른 지방에서 볼일을 보고 있는데 남편으로부터 다소 흥분된 목소리의 전화를 받았다. 변에서 15cm가 넘는 살아 있는 기생충이 나왔다는 것이다. 너무 놀라서 전화를 했단다. 나는 사진을 찍어뒀냐고 물었고 너무 당황해서 변기물을 확 내려버렸다는 대답에 못내 아쉬웠다.

이때 나는 식물 독소를 중화하고 전처리하는 방법의 하나로 식물은 절대 삶아서 먹어야 한다고 유념하고 있었지만 기생충 때문이라도 반드시 삶아 먹어야겠다고 생각했다. '혹시 남편이 살이 잘 찌지 않은 건 기생충 때문인가?'라고 잠시 생각했다. 남편은 그 뒤로 가끔 먹던 생채소를 전혀 먹지 않는다.

설사에 효과 있는 천연배탈약

육식 식단을 시작하고 적응하는 동안 일시적인 증상으로 탄수화물 제한에 대한 신체의 자연적인 반응 키토 플루과 옥살산염 배출 증상과 같은 불편 증상을 겪을 수도 있다. 그중에서 나도 극심하게 겪었던 설사는 음식이 소화관을 빨리 통과할 때 발생한다. 소화관에서 섬유질을 처리하는 데는 긴 시간이 필요하다. 그래서 섬유질이 많은 식물성 식품을 먹는 대신 섬유질이 거의 없는 카니보어 식단으로 전환하면 설사가 발생할 수 있다. 또한 신체가 지방이 풍부한 육식 식단에 적응하고 치유되는 동안 지방의 소화를 돕는 담즙의 기능과 담즙 생산이 불안정해 설사 증상이 나타날 수 있다.

천연배탈약인 클레이와 활성탄

이러한 설사 증상을 완화하는 방법으로 우리 조상들이 상비약처럼 써왔던 클레이나 활성탄을 활용해볼 수 있다. 프라이스 박사는 원시 집단을 연구하는데 그들의 배낭이 많은 도움이 되었다고 기록한다. 기록에 따르면 안데스산맥에 거주하던 원주민의 배낭에는 찰흙 덩어리가 들어 있었고 그것은 물에 쉽게 녹았다. 그들은 식사할 때 일부 음식을 이것에 찍어서 먹었는데 '배가 아픈 것'을 예방하기 위한 것이라고 설명했다. 이것은 원시집단이 이질과 같은 소화기 감염병에 대응하며 자연스럽게 습득한 방법이다.

프라이스 박사가 중앙아프리카에서 이질에 걸렸을 때 받은 치료법이기도 하다. 그는 그 치료법이 매우 효과적인 것으로 판명되었으며 현대의학에서 점토클레이를 광범위하게 활용하는 것을 볼 수 있다고 전한다. 우리가 점토를 먹을 때는 중금속이 없는 벤토나이트 클레이를 사용하도록 하자.

활성탄charcoal은 탈취, 제습의 효과로 공기 정화에 좋다는 '숯'을 떠올리면 이해하기 쉽다. 이것은 섭취 시 독소, 병원균, 노폐물을 넓은 표면적으로 안전하고 빠르게 끌어당겨 대변과 함께 배출하는 매우 효과적인 천연 해독제로 알려져 있다.

육식 식단으로 전환하면 겪을 수 있는 증상

탄수화물을 줄이고 포화지방이 풍부한 육식을 하게 되면 대부분이 키토플루 증상을 경험한다. 탄수화물 섭취가 줄어들고 근육 글리코겐 수치가 떨어지면 신체는 지방을 에너지원으로 사용하기 시작한다. 이 과정에서 브레인 포그, 두통, 오한, 근육통, 인후통, 소화 장애, 현기증, 과민성, 입냄새, 구강 건조, 메스꺼움, 설사, 집중력 저하, 신체 능력 감소, 경련, 빠른 심박수, 불면증 및 야간 발한, 피부 발진과 가려움 등의 증상이 나타날 수 있고, 이 증상은 평소 신진대사가 얼마나 유연하냐에 따라 개인적인 차이가 있다.

육식 식단을 충실히 따랐더니 전에 없이 심박수가 증가하고 심장이 두근거리면 매우 당황스럽다. 이는 일반적이고 흔하게 나타나는 증상이며 대부분의 경우 일시적이므로 걱정할 필요가 없다. 일반적으로 혈액량이 적어서 나타나는 탈수와, 전해질 부족 상황에서 정상적인 혈압을 유지하기 위한 심장의 반응으로 나타나는 증상이다. 가장 간단한 해결책은 충분한 물을 마시고 몸이 필요로 하는 염분을 유지하는 것이다. 염분이 너무 많거나 너무 적으면 심장이 두근거릴 수 있는데 보통은 적을 가능성이 높으니 소금을 충분히 먹자.

육식 식단 후 콜레스테롤 수치의 상승에 대해 걱정하는 이들을 종종 본다. 건강을 위해서는 혈청 콜레스테롤이 180mg/dl 미만이어야 한다는 상식은 오히려 콜레스테롤 수치가 180mg/dl 미만인 경우 사망률이 더 높다는 등의 새로운 연구 결과에 의해 잘못된 상식임이 밝혀지고 있다. 식이 콜레스테롤은 장벽을 강화하고 아기의 건강한 뇌와 신경계를 발달시키는 데 필수적이다. 고도로 가공된 분유와 같은 식품에서 발견되는 산화된 콜레스테롤만이 심장병을 일으킨다.

이와 같은 육식 동물 식단에 적응할 때 나타나는 대부분의 불편한 증상은 프라이스 재단의 건강한 식단과 PKD 지침, 즉 내장을 포함하는 방목된 동물성 식품을 배고플 때 배부르게 먹고, 목마를 때 마시면 빠르게 줄이거나 없앨 수 있다.

참고하면 좋은 책과 사이트

- 《영양과 신체적 퇴행(Nutrition and Physical Degeneration)》
- https://www.westonaprice.org/health-topics/abcs-of-nutrition/principles-of-healthy-diets-2/#gsc.tab=0 '건강한 전통 식단의 시대를 초월한 원칙'
- https://www.thecarnivoredietcoach.com/side-effects.html '카니보어 식단과 부작용'
- https://youtu.be/axKUplADuh4?si=G0O-BnItDe_UMmsB '샐리 팔론 모렐 인터뷰'
- https://www.thehealthyhomeeconomist.com/healing-crisis-explained/ '건강한 식단이 "치유의 위기"를 유발할 때 by 사라 포프'

라이프 스타일 혁명

소아비만에서 벗어나게 해준 우연한 사고

나는 1974년 경북의 작은 시골 마을에서 태어났다. 엄마는 젖이 돌지 않고 분유 살 돈이 없어서 배고파서 우는 내게 설탕물을 먹이곤 하셨단다. 그 때문에 내가 세 살이 되었을 때 이미 대사이상이 왔는지 기성복이 맞지 않아서 엄마가 손수 옷을 만들어 입혀야 할 만큼 비만했다고 한다. 먹는 것을 매우 좋아하던 나는 밥상이 들어오면 기분이 좋아서 박수를 치고 자작곡('밥상찬가'라는 제목을 붙이고 싶다)을 부르며 밥상을 반겼던 귀여운 아이였다고 한다.

그러던 어느 날 갑자기 밥을 전혀 먹지 않아 단 며칠 만에 홀쭉해져 말라가는 나를 보건진료소에 데리고 간 엄마는 크게 놀라셨다고 했다. 입속 깊숙한 식도 입구 쪽이 다 헐고 염증이 심해서 큰일날 뻔했다는 것이다. 동네 언니, 오빠들과 어울려 놀다가 넘어지면서 손에 짚고 있던 긴 나뭇가지로 만든 지팡이가 입안으로 들어가서 상처가

난 것이다. 음식을 삼킬 수조차 없을 만큼 아픈데도 혼날까 봐 다친 얘기를 하지 못하고 꾹 참았던 모양이다. 불행인지 다행인지 나는 그 일로 소아비만에서 벗어날 수 있었다.

그때 내 몸에서 무슨 일이 일어난 걸까?

식단 및 생활습관에 관심이 없었던 때는 그냥 지나쳤던 일들이 지혜로운 식단과 바람직한 생활습관을 장착한 이후로는 종종 지나간 과거에서조차도 의미를 찾게 된다. 아마도 신생아 때에 잦은 설탕 섭취로 대사에 문제가 생기고 소아비만이라는 만성질환에 노출되었던 것은 아니었을까? 그 후 의도치 않았지만 강제적인(?) 장기 단식을 하게 되고 오토파지, 즉 자가포식*, 세포 청소 등이 일어나면서 대사가 개선되었던 걸까?

지금처럼 가공식품이 넘쳐나는 세상은 상상할 수도 없는 시절이었기 때문에 '단식 후 보식은 지금에 와서 보면 그나마 자연음식었을 테고…' 하는 생각이 꼬리를 문다. 이 책을 읽는 독자 중에는 간헐적 단식이나 장기 단식에 대해 잘 알고 있는 사람도, 처음 접하는 이도 있을 것이다. 단식의 효과 즉, 오토파지 등을 이해한다면 위와 같은 호기심에 공감하기 쉬울 것이다.

---

* 자가포식이란 세포가 영양소 결핍 상황이 됐을 때 자신의 단백질을 분해하거나 불필요한 세포 성분을 스스로 제거해 에너지를 얻는 활동을 말한다.

넘치는 활력과 새 삶을 찾아준 습관들

나는 육식 위주의 식단을 하면서 하루 두 끼 또는 한 끼만으로도 충분히 활력 넘치는 삶을 유지하고 있으며 자타가 인정하는 동안을 얻었고 감기는 걸려본 적이 까마득해 아파서 병원 신세 지는 것에서 완전히 자유로워졌다. 즉, 간헐적 단식을 통해서 노화를 방지하고 면역력이 증강되는 등의 오토파지 효과를 분명히 얻고 있다고 믿는다.

비단 단식의 효과뿐만 아니라 내가 새로운 식단을 시작한 후 더 바람직한 식단을 추구하고 시도하는 7년째 여러 시행착오를 거치면서 얻은 것들은 앞서 여러 번 언급한 바 있는 지혜로운 식생활 습관뿐만 아니라 슬기로운 생활 습관까지 나열하자면 한두 가지가 아니다.

찬물 샤워, 사우나, 일광욕, 운동, 어싱을 통해서 진정한 호메시스와 항산화 효과를 누리고 있다. 영양적인 면에서도 완벽하지만 식사 준비 시간도 확연히 줄여준 천연 인스턴트 음식이 주가 되는 식단 덕분에 자연스럽게 미니멀 라이프를 즐기고 있다. 건강을 해치던 가공 식품과, 채식 식사를 위해 필요했던 거추장스러운 양념은 사라지고 조미료는 필수 영양소인 소금 하나만으로 충분하다. 밖에 나갈 때도 특별한 경우를 제외하면 집에서 만든 음식으로 준비한 도시락을 즐긴다. 외식비로 인한 지출이 거의 없으니 합리적이고 미니멀한 식비는 대단히 만족스럽다. 주로 며칠에 한 번씩만 닦고 씻어도 아무 문제 없는 고기 구운 팬이나 간을 담은 그릇, 집게, 젓가락, 숟가락, 물컵이 설거지의 전부이니 과연 미니멀라이프라 자부한다.

　주 식량인 고기를 대량으로 저렴하게 구입하다 보니 냉동고는 필수이고, 대신에 20년이 다 되어가던 낡은 큰 냉장고를 버리고 최근에 평소 갖고 싶었던 인테리어 효과 가득한 아담한 냉장고를 하나 장만했다. 필요 없는 물건은 자연스레 나눔하거나 정리해, 물건에게 내어주던 공간이 확 줄어들어 집 공간이 여유롭다.

원래 인류는 보충제가 필요없다

　완전한 신체적 건강을 누렸던 원시집단의 식단이나 팔레오 메디시나의 임상 결과를 통해 보충제는 전혀 필요가 없으며 오히려 회복을 방해한다는 것을 알 수 있다. 나는 그들을 따라 완벽한 식사^{품질이 우수한 동물성 식품}를 하기 위해 매일매일 영양이나 식재료, 조리 방법 등을 연구하고 실제 식단에 적용하며 내 몸 상태를 관찰하는 일을 게을리하지 않고 있다. 더군다나 이러한 일상은 자발적인 탐구심에서 우러나온 것이라서 그 과정 자체가 매우 흥미롭고 즐겁다.

불면증을 극복하는 라이프 스타일 혁명

　불면증을 한 번이라고 경험해본 사람은 잠들지 못하는 고통을 이

해할 것이다. 잠을 제대로 자지 못하면 자는 동안 일어나야 할 신체의 회복과 노폐물 제거가 되지 않으며 많은 정신 건강 문제가 생길 수 있다. 우리가 수면을 방해하는 습관을 없애고 도움이 되는 습관을 들이기까지는 다소의 시간과 노력이 필요하겠지만 달콤한 잠을 위해서는 충분히 가치가 있다.

내가 수면의 질을 높인 방법은 감히 라이프 스타일 혁명이라고 할 수 있다. 식단, 단식, 운동, 찬물 샤워, 사우나, 일광욕, 어싱, 독서 등 나의 라이프 스타일에 혁명을 가져온 이 모든 생활 습관들은 솟아나는 활력과 의욕으로 도저히 가만 있을 수 없는 몸 상태일 때 계속 이어갈 수 있었다. 그럴 때 효과도 극대화됐다.

영양 상태가 좋아야 숙면할 수 있다

나는 이런 생활 습관이 아무리 몸에 좋다고 한들 이미 망가진 몸 상태에서는 엄두조차 내지 못한다는 것을 누구보다 잘 안다. 자신의 몸에 영양을 꽉꽉 채울 수 있는 가장 효과적인 식단을 선택해 저절로 의욕이 넘치는 튼튼한 몸을 만들면 숙면도 저절로 따라온다. 나는 20년 가까이 해온 명상 방법으로 스트레스를 다스리곤 하는데 스트레스로 인한 불면증에 꽤 효과적이다. 자기 전에 정제되지 않아 미네랄이 풍부한 소금 한 꼬집을 입안에서 녹이면, 마그네슘과 나트륨이 보충되어 몸을 이완시키는 데 도움을 주고 수면을 유도한다.

양질의 수면을 위해서 우리는 불면을 부르는 오래되고 익숙한 습관을 알아차리고 버려야 한다. 일주기 리듬에 방해가 되는 밤의 블루

라이트, 와이파이와 각종 전자파를 차단하고 블루투스와 같은 마이크로파 송신기나 휴대전화를 몸에 지니는 것을 지양해야 한다. 각종 화학제품과 약품도 최선을 다해서 피하자. 중독을 일으키는 커피, 흡연, 알코올, 약물, 소셜미디어에서도 벗어나보자. 나는 휴대폰을 침실에 두고 자지 않는다. 밤을 잊은 단톡방과 알림 등에서 자유롭고 싶어서이다.

참고하면 좋은 사이트

• https://www.westonaprice.org/health-topics/does-short-term-exposure-to-cell-phone-radiation-affect-the-blood/#gsc.tab=0 '핸드폰 전자기파가 혈액에 미치는 영향 (Does Short-term Exposure to Cell Phone Radiation Affect the Blood?)

성장기 아이에게 어떤 음식이 필요할까?
영양 많은 육식이 답이다

아이의 발달이 느려 걱정이라면
음식에서 답을 찾아보세요

주호네 전보경(39세)

"어머님, 주호 발달검사를 받아보는 게 좋겠어요."

주호가 24개월일 때 어린이집 선생님이 조심스레 꺼낸 말입니다. 어린이집 활동에서 주호가 지시 수행이 어렵고 주의 전환이 잘 안 된다고 합니다. 언제부턴가 주호는 눈맞춤을 피하고 안겨 있는 것을 거부했습니다. 엄마 아빠와 떨어져도 찾지 않고 야외에서는 불빛만 보러 다녔습니다. 자주 멍하고 감각이 민감한 주호의 증상들은 전반적 발달장애, 자폐 스펙트럼을 가리키고 있었습니다.

18개월 영유아검진에서 정밀검사 권고를 받았을 때 '설마' 했던 우려가 24개월에 현실이 되었습니다. 부랴부랴 치료 센터를 찾고 대학병원에 검사 대기를 하며 정신없이 찾아보던 중에 유튜브에서 SBS 다큐멘터리 영상을 봤습니다. 가공식품을 없애고 유기농 음식으로 바꾼 후 중증 자폐에서 회복된 스티븐의 사례가 나왔습니다. 자폐는 선천적인 장애라고 알고 있었는데 자폐가 회복이 가능하다니! 말도 안 된다고 생각하면서도 한편으로는 음식이 어떤 작용을 했길래 스티븐이 자폐에서 회복된 걸까 궁금해서 자료를 더 찾아봤습니다.

기존 의학 관점에서는 자폐를 선천적 요인으로 인해 평생 불편한 상태인 '장애'라고 가정하지만, 최근 연구에서는 자폐가 후천적 요인으로 인해 회복 가능한 '증상'으로 본다고 합니다.

영유아 시기에 신체가 성장하고 두뇌가 발달하려면 지질 영양소와 장내 미생물이 만들어내는 신경전달물질이 충분해야 합니다. 농약과 화학비료로 인한 토양오염이 식재료의 독성을 높이고 영양을 낮춥니다. 탄수화물 위주의 식습관과 가공식품 속 식품첨가물이 장내 미생물의 다양성을 줄이고 만성적인 영양 부족 상태를 만듭니다. 이런 환경 변화가 아이들에게 자폐, ADHD, 성조숙증 등과 같은 성장 발달문제를 일으킨다고 합니다.

원인이 있으니 해결책도 있습니다. 생활습관을 바꿔서 독성을 줄이고 식습관을 바꿔서 영양을 채우고 장내 미생물 균형을 회복하면

됩니다.

주호의 발달 문제 회복을 위해 치료 식단을 적용하기로 했습니다. 먼저 식단에서 탄수화물을 없애고 지방을 주로 먹는 케톤식을 시작했습니다. 밥 대신 주호에게 고기와 채소를 듬뿍 먹였습니다. 탄수화물을 끊은 후 첫 일주일은 고비였습니다. 저혈당 증상으로 아이가 힘없이 늘어져 있는 모습을 보니 걱정이 되고 이게 맞나 의심스러웠습니다.

돌이켜보면 식단 전 주호는 심각한 탄수화물 중독이었습니다. 18개월부터 어린이집에 다니며 오전 간식으로 죽이 나왔는데 주호는 죽 한 그릇을 뚝딱 비운 후 두세 그릇 더 먹곤 했습니다. 과도한 탄수화물은 체내에서 알코올 대사되어 아이를 술에 취한 것처럼 행동하게 만들고 더 많은 탄수화물을 갈망하게 합니다. 성인병에서나 들어봄직한 인슐린 저항성 증상이 주호에게도 있었던 것입니다.

탄수화물을 끊은 후 일주일은 주호의 인슐린 호르몬 불균형이 움직이기 시작한 기간이었나 봅니다. 일주일 고비를 지나니 2~3주쯤부터 변화가 보였습니다. 주호의 눈맞춤이 진하고 길어졌습니다. 아이와 다시 연결된 느낌이었습니다.

회복에 가능성이 보이자 더 많은 치료식단 정보를 찾아 파고들었습니다. 탄수화물을 제한하는 케톤식으로 호전이 있었지만 다시 정체되었다가, 식물을 배제하는 육식 식단으로 변경한 후 큰 진전이 있었다는 사례를 봤습니다. 섬유질이 장 내에서 부패해서 복부팽만 등 소화기 증상을 일으킬 수 있고 식물이 자신을 지키기 위해 만든 항영양소가 다른 영양소의 흡수를 방해할 수 있다고 합니다. 기존 상식이 또 깨졌습니다.

케톤식을 하며 주호에게 수경재배 잎채소를 갈아 그린스무디를 매일 먹이고 있던 중이라 섬유질이 건강에 해로울 수 있다는 것이 충격이었습니다. 이미 탄수화물을 제한하고 있는데 식단에서 식물마저 없애면 식재료 폭이 너무 좁아지는 것 같아 육식 식단이 망설여졌습니다.

하지만 주호의 시궁창 대변 냄새와 배가 부풀어 오르는 증상이 점점 심해졌기 때문에 육식만 하는 카니보어 식단으로 소화기 증상을 회복한 사례를 보며 주호에게도 동물성 식품만 먹여보기로 했습니다. 채소 없이 고기만 먹는 카니보어 육식으로 전환하니 주호의 볼록한 올챙이배 증상이 사라졌습니다. 대변에서 나던 악취도 줄어들었습니다.

소화기 증상, 발달 변화와 함께 성장에도 변화가 있었습니다. 키는 크지만 호리호리했던 주호에게 살이 붙기 시작했습니다. 지방과 단백질이 듬뿍 있는 육식 식단으로 영양이 꽉꽉 채워져서 아이가 뼛속부터 묵직해지는 느낌이었습니다.

주호의 변화를 보고 온 가족이 주호처럼 육식 식단을 먹으니 아빠는 피부 아토피 증상이 없어지고 엄마는 관절염과 복부팽만 증상이 줄어들었습니다. 주호의 치료식을 계기로 온 가족의 건강과 영양에 대한 인식이 달라졌습니다.

그동안 대중적으로 접했던 영양 상식은 미디어에서 전문가가 정리해주는 조각정보가 많았습니다. 상충되는 정보들 속에서 이 말도 맞고 저 말도 맞는 것 같아 혼란스러웠습니다. 식품업계와 이해관계가 없는 중립적이고 객관적인 정보가 필요했습니다.

영국 신경과 의사이자 자폐 아이 엄마인 나타샤 캠벨의 GAPS 식단*, 미국 건강 단체 프라이스 재단의 전래식단**, 헝가리 의료 그룹 팔레오 메디시나의 PKD 식단***에서 영양과 건강에 대한 자료를 접했습니다. 예전에는 음식으로 질병이 나을 수 있다니 '말도 안 된다'고 생각했지만 이제는 음식으로 낫는 게 '당연하다'고 생각이 바뀌었습니다.

육식 위주의 치료 식단을 적용한 지 3년째가 되었습니다. 만 4살인 주호는 또래와 비슷한 수준으로 발달 격차를 좁혀가고 있습니다. 식단 전에 비해 아이의 발달이 좋아졌지만 식단은 지금처럼 계속 유지할 생각입니다. 예전 생활로 돌아간다면 아이의 영양 상태가 나빠질 수 있고 발달문제가 다시 악화될 수 있기 때문입니다.

음식의 질이 영유아 발달에 영향이 있다고 들었지만 나와는 직접적인 관련이 없다고 생각하고 대수롭지 않게 지나친 시간이 아쉽습니다. 이런 내용을 더 빨리 알았다면 주호가 감각 이상으로 힘들지 않았을 것이고, 온 가족이 아이의 발달 문제 치료를 위해 매달리는 일이 없었을 것입니다.

현대 가공식품으로 둘러싸인 환경에서 아이와 식단을 실천하는 것

---

* 　장과 정신증후군 식단, Gut And Psychology Syndrome, 2004

** 　Wise Traditions in Food, 1999

*** 팔레오틱 키토제닉 식단, Paleolithic Ketogenic Diet, 2013

　　　　　　　　　　　　　　　육식 혁명 카니보어

은 정말 쉽지 않습니다. 그럼에도 불구하고 해야 합니다. 아이의 지나간 성장발달 시간은 되돌아오지 않으니까요. 시간이 변화를 만듭니다. 건강한 식단을 적용하고 생활 습관을 바꾸다 보면 아이가 발달 문제에서 회복될 수 있고 아이의 발달 문제를 예방할 수 있다고 믿습니다.

영양이 아이를 구해줄 거예요!

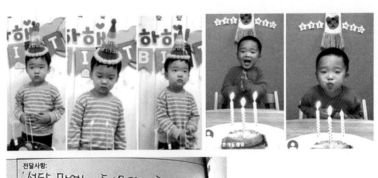

식단 전·후 주호의 변화와 생일 사진

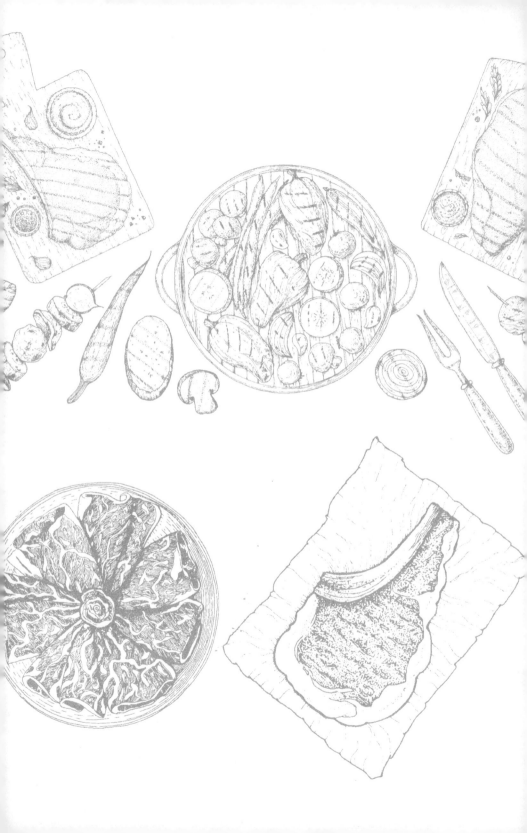

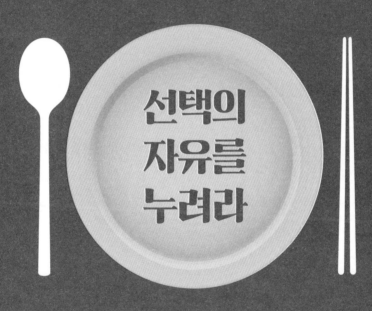

chapter 4

선택의
자유를
누려라

동안의 비결이 뭔가요?

나이보다 어려 보이게 만드는 라이프 스타일

최근에 기분 좋은 에피소드가 있었다. 2016년 식단을 바꾸고 쭉 다니게 된 기능의학 병원에서의 일이다(가끔씩 건강검진을 위해 방문한다). 식단 관련 북스터디를 함께하는 등, 나와 꽤 친분이 있는 원장님께서 진료를 시작하면서 이렇게 말씀하셨다.

"차트가 이게 아닌 것 같은데… 아니, 어딜 봐서 이분이 90년대생으로 보여요?"

간호사분께서 당황하시며 〈74년생 이소미〉 차트를 찾으러 가시는 뒷꽁무니에 대고 "제대로 잘 보셨네요. 보는 눈이 있으세요" 하고 나는 농담을 건넸고 원장님도 간호사님도 나의 농담에 함께 웃었다. 마스크로 얼굴을 가리고 긴 머리 때문인지… 무려 16살을 어리게 봐주

시다니 참 감사한 일이다.

2019년 나의 SNS기록에도 비슷한 사연이 있다. 다른 일로 방문한 건강보험공단에서 우연히 인바디 측정을 하는데, 직원분께서 나이를 10살 어리게 기록하는 바람에 다시 측정하게 된 사연이다. 종종 동안으로 봐주는 사람들로 인해 발생하는 작고 재밌는 에피소드들은 좋은 식단과 라이프 스타일에 더욱더 확신을 갖게 한다.

피부가 하얘져서 생긴 오해

내가 직접 겪은 일인데도 지금도 믿기 힘든 신기한 일 가운데 하나는 피부가 하얗다는 소리를 듣게 된 것이다. 내가 사는 아파트의 실내 수영장과 사우나 시설에서 매일 인사를 나누는 주민 중에 한 분이 어느 날 "피부가 어떻게 그렇게 하얗냐?"는 말에 나는 속으로 나를 놀린다고 생각했다. 왜냐하면, 나는 형제 넷 중 늘 피부가 가장 까맣다는 소리를 듣고 자랐기 때문이다. 그래서 하얗다는 그분의 말에 나를 놀린다고 생각했다.

그런데 얼마 지나지 않아 오해였다는 것을 깨달았다. 수영장 탈의실 거울을 마주하고 섰는데 평소 피부가 참 하얗다고 생각했던 분과 내 피부색이 차이가 없는 것이다. '어머!' 하고 속으로 얼마나 놀랐는지 모른다. 몇 번을 다시 쳐다봐도 내 피부가 옆 사람처럼 하얀 것이다. 누렇던 혈색이 점점 투명해지고 분홍빛을 띠는 손바닥과 발바닥이 신기하긴 했지만 내 피부가 하얗게 보이다니 참으로 놀랍고 기쁜 일이었다.

지혜로운 식단과 슬기로운 생활습관은
시간을 거꾸로 되돌린다

4~50대가 접어들면서 친구들은 이른 폐경을 겪기도 하고 신진대사나 호르몬에 변화가 오다 보니 살이 찌고, 식이와 운동 등 피나는 노력에도 좀처럼 체중이 줄지 않고 건강이 개선되기는커녕 서서히 나빠지는 경우가 대부분이다. 한창때처럼 날씬한 몸매로 돌아가길 기대하며 각자의 옷장 속에 고이 모셔두었던 그녀들의 명품 옷들은 결국 그들의 친구인 내 몫이 된다. 친구들은 값비싼 옷들을 버리기는 아깝고 입을 수 있는 사람은 나밖에 없다며 아끼던 옷에 대한 미련과 아쉬움을 뒤로한 채 나에게 넘긴다. 젊을 때와 거의 몸매 변화가 없는, 오히려 더 멋진 몸매를 가진 나는 그 옷들을 멋지게 소화해서 그녀들의 부러움을 산다.

내 나이가 48세가 되던 결혼 기념일에 지인들을 초대해 리마인드 결혼식을 올렸다. 지인들이 찍어준 사진들은 첫 번째 결혼식 때 전문

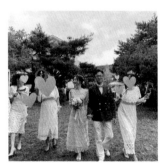
리마인드 결혼식

가가 찍어준 사진보다도 아름다웠다. 사진 속에는 우리 부부의 지혜로운 식단과 슬기로운 생활습관으로 얻은 건강한 모습이 고스란히 담겨 있다. 이 사진들은 그 어떤 선물보다도 값진 추억이다.

건강의 선순환에 올라타다

몸이 건강해지면서 여행에 대한 관념도 완전히 바뀌었다. 개고생은 청춘이나 하는 거라며 배낭 여행이나 익스트림 스포츠는 질색하던 내가 달라졌다. 요즘은 왕복 3시간을 걸어서 출·퇴근을 하고 있다. 5시에 눈이 떠져서 5시 30분에 걷기 시작하면 7시에 학교에 도착한다. 그리고 한 시간 남짓 여유로운 나만의 시간을 즐길 수 있다. 하루에 3시간을 강가를 따라 걸으며 귀에 꽂은 이어폰으로 책을 듣는다. 3일이면 웬만한 책 2권 정도는 완독한다. 건강을 되찾으며 얻은 너무나 감사한 시간이다.

건강해지면서 심리적으로 안정됐고 그러니 기분이 늘 좋다. 운동을 시작하면서 몸 전체 근육량이 늘었고, 밤에 업혀 가도 모를 정도의 달콤한 숙면은 덤으로 얻었다. 어쩌다 야근하는 일이 생겨도 이제는 충분히 견딘다. 현재 내가 유지하는 식습관과 생활습관이 계속되는 한 건강의 선순환은 앞으로도 이어지리라 확신한다.

조금 덜 아프고
조금 덜 방황하길 바라며

보건실을 찾는 안타까운 아이들

"선생님 머리가 너무 아파요."

두 시간이 멀다 하고 보건실을 찾아오는 학생이 있었다. 두통약이 소용없는 걸 알면서도 툭하면 두통약을 달라는 보건실 단골 환자였다. 내가 날마다 두통 때문에 열 손가락을 바늘로 찔러대고 만성 염증에 시달리며 병원을 전전하던 때가 떠오르면서 이 아이가 얼마나 고통스러울지 짐작이 갔다. 안타까운 마음에 그날은 오늘은 안 되겠다 싶어서 하던 일을 제쳐두고 상담을 하기 시작했다.

내가 몇 년씩 시행착오를 거치면서 내 몸에 적용하고 안정된 결과를

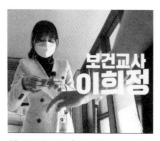

〈육채전쟁〉 방송 출연 사진 (본명 이희정)

육식 혁명 카니보어

얻은 후에야 보건 수업에서 올바른 식생활 습관에 대해 학생들과 생각을 나눌 기회를 가졌다. 왜냐하면, 누군가에게는 한쪽으로 치우친 편협한 식단처럼 보일 수 있고 기존 건강 상식과 너무 다르기 때문이다.

이런 이유로 혹시 학부모로부터 민원이 들어올까 봐 부담스럽기도 했다. 다행히 내 수업을 함께한 학생 가운데 좀처럼 벗어나기 힘들어 달고 살던 비만, 아토피, 비염이 호전된 아이들이 있었다. 아이들에게서 감사의 편지를 받을 때마다 시행착오로 깨닫게 된 나의 경험이 학생들에게 도움된다는 것에 교사로서 보람을 느꼈다.

스스로 식단일기를 쓰는 아이들

나는 2시간마다 두통약을 복용하기 위해 보건실을 찾아오던 이 학생을 도와줘야겠다고 마음먹었다. 학생은 고혈압과 비만, 아토피, 만성적인 두통까지 여러 가지 질환으로 고통받고 있었다. 본인도 얼마나 힘들고 답답했으면 지푸라기라도 잡는 심정으로 하자는 대로 열심히 해보겠다고 열의를 보였다. 기특하게도 당장 그날부터 가공식품을 끊고 식단일기를 쓰기 시작했다. 학생의 어머니는 건강이 회복되기 시작한 아들을 위해서 졸업할 때까지 매일 세끼의 도시락을 쌌다 (이 학생은 교과과정상 기숙사 생활을 해야 했다).

식단일기를 보면, 식단을 시작하고 3일 만에 두통이 없어지고 일주일 만에 혈압이 정상으로 돌아왔다. 아토피 증상이 사라지고 피부

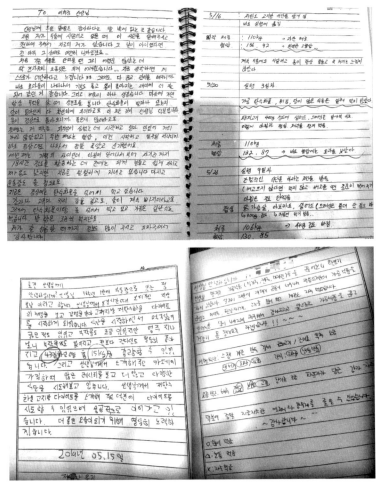

학생들의 식단일기와 감사의 편지

에 남은 흔적만이 아토피를 앓았었다는 걸 짐작하게 했다. 두 달이 지

났을 때는 20kg을 감량하고 살이 많이 빠져서 옷을 새로 구입했다. 교

과 관련 훈련에 더 집중하려고 체중을 늘리려는데, 살찌우는 게 이렇게 힘든 줄 몰랐다고 너스레를 떠는 모습이 귀엽고 대견해서 칭찬을 많이 해주었다. 키도 워낙 크고 근육질에 건장한 체격이라 살이 빠지니 얼굴이 저렇게 작았나 싶을 정도로 신체 비율도 달라져 보였다. 이러한 결과에 대한 만족스러움과 감사함을 편지에 담아 전하러 온 아이가 아토피는 자국만 남았다고 보여주는데 감동적이고 기뻐서 울컥했다.

식단을 시작하고 드디어 모태 비만에서 벗어나다

이같은 기쁨과 감동은 내가 가르치는 학생뿐만 아니라 주변의 친구나 지인에게서도 느낄 수 있었다. 초등학교 동창 중에는 태어날 때부터 우량아로 태어나 한 번도 비만을 벗어난 적이 없는 친구가 있는데 늘 또래보다 나이가 들어 보여 '아부지'라는 별명을 가지고 있는 친구다.

이 친구는 내가 하는 식단을 전해 듣고 혼자 조용히 식단을 시작하기로 마음을 먹었다고 한다. 그리고 식단을 시작하기 전 주치의에게 가서 온갖 검사를 하고 식단 후 20kg을 감량한 후 다시 주치의를 찾았다고 한다. 모든 검사 수치의 개선을 보였고 비만이었던 주치의는 비만학회에 친구의 사례를 소개해도 되냐는 요청과 함께 본인도 카니보어 식단을 해보겠다는 의지를 보였다고 한다. 오랜만에 본 친구를 나는 못 알아볼 뻔했는데, 40대의 나이에 대학생이나 입을 법한 옷을 입은 친구의 뒤태는 그러고도 남을 만했다.

족저근막염을 식단으로 극복하다

또 다른 초등학교 동창은 족저근막염으로 수년간 고생 중이었는데, 내가 보기엔 붉은 피부가 내가 예전에 앓았던 지루성 피부염과 흡사했다. 그래서 식단을 적극적으로 권했고 친구는 식단을 시작하고 한 달 만에 족저근막염이 사라졌다. 친구의 족저근막염 증상은 매우 심각했다. 아침에 일어나 침대 밑으로 발을 딛을 수 없을 정도의 심한 통증 때문에 한참을 기어다니다가 겨우 발걸음을 떼곤 했다고 한다.

친구는 족저근막염으로 유명한 병원은 물론 좋다는 민간요법은 다해봤고, 비싼 수제화를 제작해서 신어봤지만 효과를 보지 못했다고 한다. 식단을 시작한 후 피부와 몸 상태가 좋아지고 점점 활력을 되찾아가는 친구의 모습에 나도 한없이 기뻤다.

실변을 할 정도로 심각한 장 문제를 해결하다

얼마 전 나보다 나이는 어리지만 배울 점이 많은 30대 여성으로부터 만나고 싶다는 연락이 왔다. 만나고 보니 자신의 고민을 털어놓으며 내게 도움을 받고 싶어 했다. 계속되는 설사와 장 문제로 3일이 멀다 하고 병원을 다닌다는 것이다. 병원에서 스트레스 때문이라고 처방받은 약은 먹을 때만 증상이 완화될 뿐, 장 문제는 오히려 심해졌다. 급기야 속옷에 실변을 한 줄도 모르고 돌아다니다가 축축한 느낌과 냄새가 나서 화장실을 갔다가 속옷에 묻은 변을 확인하고 놀랐다고 한다.

얼마나 당황스러웠을까? 내가 산부인과의사에게 또 왔냐는 말을 들었을 때가 생각났다. 변기에 잉크처럼 똑똑 떨어진 변 사진과 변이 묻은 속옷 사진을 보여주면서 제발 도와달라는 것이었다. 참 안타까웠다. 그녀는 내가 하는 식단 얘기를 전해 듣고 건강한 피부와 머릿결, 몸매는 물론 평소의 철학까지 매료되었다며 도움을 요청해온 것이다.

나는 그녀를 도와주고 싶었다. 해결 방법을 잘 알기에, 너무나 쉽고 간단한 방법이기에 도와주지 않을 이유가 없었다. 나는 도와주고 싶은 급한 마음에 당장 안 먹어야 하는 것과 먹어야 하는 것부터 설명해주었다. 그랬더니 주변에 이 식단이 필요한 사람이 몇 사람 더 있다며 챌린지로 함께 관리를 해줄 수 있냐고 물어왔다. 급작스러운 제안에 당황했지만 내가 더 많은 사람을 도와서 그들의 건강이 회복되고 활력 넘치는 최적의 라이프 스타일을 찾는다면 마다할 이유가 없고 나아가 더할 나위 없이 기쁜 일이라는 생각에 기꺼이 받아들였다.

그리고 절박했던 그녀는 내가 권한 대로 식단을 꾸리고 적용했다. 그 후 단 3일 만에 설사가 멈추고 지금까지 계속 식단을 유지하면서 건강을 회복하고 있다. 챌린지를 함께하는 사람들 중에는 활력이 넘치고 피부가 드라마틱하게 좋아져서 놀랍다는 얘기와 체중이 잘 줄지 않는 체질인데 체중이 줄어서 신기하다는 등의 후기가 이어졌다.

식단에 대해 강연을 시작하다

그러던 중 강의 요청을 받고 처음으로 일반인을 대상으로 식단에 대해 강연을 하게 되었다. 나의 노력과 경험이 누군가에게 도움이 될 수 있다고 생각하니 감격스럽고 뜻깊은 순간이었다.

강연 후 나는 첫 번째 식단 챌린지를 잘 마친 것을 축하하고 기념하며 챌린지에 참가한 분들을 대상으로 우리 집에서 일명 '쫑파티'를 열고 내가 평소 먹는 식단으로 대접을 했다. 그날 파티에 초대된 분 중에는 챌린지에는 참가하지는 않았지만 강연을 듣고 관심이 생긴 분들도 몇 분 계셨는데, 우리 집에서 원시부족 식단을 맛보고 섭취한 후 다음 날 컨디션과 피부 상태에 놀라워했다.

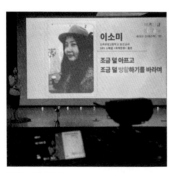
강연 중인 저자

그리고 그분들에 의해서 다음 챌린지가 이어지게 되었다. 두 번째 챌린지에서는 챌린지 기간을 조금 더 늘리고 좀 더 세세한 식단 코칭을 위해서 각 개인의 건강

육식 혁명 카니보어

상태와 영양상태에 대한 정보를 구체적으로 제공받았다. 앞서도 얘기했지만 나는 사람들이 체질이라고 말하는 그것이 사실은 각기 다른 개인의 건강상태와 영양상태에 대한 표현이라고 생각한다. 때문에 태곳적부터 육식동물이었던 인간종이라는 체질은 동물성 식품을 기반으로 하는 식단을 하면서 각기 다른 영양의 결핍과 부족한 부분을 찾고 채워가는 것으로 건강을 회복하고 최적의 컨디션을 가질 수 있다고 확신한다.

두 번째 챌린지를 시작하고 2주도 되지 않아서 나도 놀란 후기들이 쏟아져 나왔다. 사실 첫 번째 챌린지에서 도움을 요청한 사람의 증상이 나와 같았기 때문에 나의 경험에 비추어 반드시 좋아질 거라는 믿음이 있었다. 하지만 두 번째 챌린지에 참석한 사람들의 건강상태와 영양상태, 식생활 습관 그리고 원하는 결과는 다양했기 때문에 식단 자체에 대한 확고한 확신에도 불구하고 그들의 문제가 빨리 해결되지 않고 니즈가 충족되지 않을까 봐 다소 긴장하고 있었다.

기대를 뛰어넘은 챌린지의 성과

그런네 나의 기우가 무색할 정도로 10년 넘게 병원에서 해결하지 못했던 질환이 해결되고 피부와 혈색이 좋아지고 경험해보진 못한 훌륭한 배변상태와 컨디션에 대해 서로 놀라워했다. 내가 직접 경험했기 때문에 확신에 찬 증상들, 장누수, 탈모, 비염, 각종 만성염증의 호전, 피부상태와 컨디션의 증강은 당연했다. 또한 내가 경험하지 못했던 예민성방광증후군이라는 고질병이 해결된 것은 나에게도 당사자

만큼이나 놀랍고 기쁜 일이었다.

40대인 그녀는 20대부터 밤에 자다가 3번씩 소변을 보느라 제대로 잠을 못 자고 항상 피곤에 찌들어 있었다고 한다. 병원에서 해보자는 방광검사, 요실금 검사 등을 거쳐 결국 치료되지 않던 증상은 예민성방광증후군이라는 병명으로 반복해서 약을 처방받아 먹으며 예민한 자신을 탓했다고 한다. 그랬던 그녀가 식단을 시작하고 2주도 되지 않아서 한 번도 깨지 않고 꿀잠을 자고 지금까지 유지하고 있다. 꿀잠 자고 일어난 아침의 컨디션을 처음 경험한 후 병원에서 못 고친 오랜 고질병이 고쳐졌다며 고맙다고 인사를 전해왔다. 나를 믿고 식단을 열심히 따라준 그녀에게 내가 더 감사했다. 그녀는 연신 '이 식단 미쳤다'고 감탄사를 내뿜는다. 나도 그 감동을 잘 알고 있고 경험해본 사람은 누구나 공감할 감탄사이다.

식단에 대해 확신을 더하는 호전 사례들

세 번째 챌린지에는 유난히 자가면역질환을 앓고 계신 분들이 많이 참여했다. 그중에는 병원에서 고열량, 고영양 음식 섭취를 주의해야 한다는 갑상선기능항진증 환자도 있었다. 그래서 포화지방과 영양이 압도적으로 풍부한 고기를 먹는 이 식단에 도전하기 전까지 많이 망설였다고 한다. 솔직히 나도 이번에는 시작하기도 전에 부담스러울 수밖에 없었다.

다행스럽게도 이분은 식단 후 장이 더할 나위 없이 편했고, 생각했던 것과는 달리 몸이 엄청나게 가벼워져서 깜짝 놀랐다고 한다. 식단 전 허전함 때문에 먹던 군것질을 멈출 만큼 부족함이 없이 풍족한 식사를 경험했다고 한다. 더욱이 채식할 때보다 식단을 꾸리기가 훨씬 간편하고 쉬워서 좋았다니 일거양득인 셈이다. 편의성 때문에 선택하던 가공식품 대신 좋은 동물성 식품을 선택하는 방법을 알려줘서 몸에 좋은 것을 넣는다고 생각하니 앞으로가 더 희망차다고도 했다. 눈에 띄게 피부가 뽀얘지는 것도 신기했고, 식사량이 많은데도 병원에서 영양실조라고 하셨던 86세 어머니의 건강도 덩달아 좋아져서 매우 놀랍다고 했다.

류머티즘 관절염으로 관리를 하고 있던 한 분은 개선되지 않는 컨디션과 손 발의 뻐근함과 통증으로 앞으로의 건강에 대해서 심각하게 고민하던 중에 내 강의를 들었다고 한다. 이분 역시 시작하기에 앞서 일반 건강 상식과 완전히 다르고 생소해서 많은 걱정을 했지만 여태껏 최선을 다해오던 식생활 습관으로는 더 이상의 호전이 없었던 터라 새로운 식단을 해보기로 결단했다고 한다.

그리고 식단 도전 3일 후 당황스러울 마치 몸이 가벼워지고 염증성 부기가 빠졌으며 뻐근함과 통증이 사라졌다고 한다. 잠깐 하다가 말 수도 있다고 생각하고 시작했는데 건강해지는 몸이 신기하고 반가워서 이 식단을 계속할 수밖에 없었다고 했다. 이 식단을 알게 되어 얼마나 다행인지 모른다며 앞으로 쭉 식단을 즐기며 이어갈 거라는 기쁜 소식은 내가 세 번째 식단 챌린지 시작 전에 가졌던 부담감을 말끔히 없애주었다.

그 외에도 대단한 방귀쟁이에서 벗어났다는 사례, 10년 전 수술로 부어 있던 복부의 부기가 빠지고 만성적인 요통이 줄었다는 사례, 체중이 1kg 정도 빠졌는데도 옷 입을 때의 느낌이 확연히 다르고 부은 얼굴이 작아져서 주변인들로부터 보는 족족 살 빠졌다는 말을 듣는다는 사례는 식단에 대한 확신을 더해준다.

첫 번째 챌린지에서 장누수로 나에게 도움을 요청했던 지인은 문제의 증상들이 해결되어서 너무 좋은데 체중이 조금 늘어나는 것에 대해 걱정을 했다. 나는 그녀에게 식단을 하기 전 개인의 건강상태나 영양 결핍 정도 그리고 현재 섭취하는 식품의 내용과 양에 따라 식단 후 결과의 차이가 있을 수 있다고 설명했다. 보통 살이 찌는 사람은 몸에 필요한 영양소가 부족했던 경우가 많아서 전과 다르게 몸에 꼭 필요한 영양식을 시작하면 골량이나 근육이 채워지면서 일시적으로 체중이 늘어나는 경우도 있으니 너무 걱정하지 말라며 응원을 했다. 그리고 3개월 후 그녀는 살이 빠지고 있는데 몸매는 볼륨이 살아났다며 기쁜 소식을 전해왔다. 그리고 기세를 당겨 올 연말에 바디프로필을 찍기 위해 운동도 시작하고 싶다고 했다.

육식 혁명 카니보어

이제 누구에게도 당당히 권유할 수 있다

내게 있어서 이 식단은 건강뿐만 아니라 라이프 스타일 전반에 혁명을 가져왔지만 기존 건강 상식과 많이 다르고 다소 독특하게 여겨져 진입장벽을 느낄 수 있다고 생각했다. 그래서 별나고 엽기적이고 우스꽝스러워 보이진 않을까 하는 우려로 이 혁명과도 같은 방법들을 알려주고 권유하는 것을 한동안 망설였다.

하지만 도움을 요청해오는 학생들과 주변에 방법을 몰라서 힘들어하는 사람들이 실질적인 문제를 극복할 수 있도록 최선의 힘을 보탬으로써 나 또한 크게 성장할 수 있음을 깨달았다. 그리고 앞으로도 계속 다른 사람을 위해 공헌하고 싶다는 내용으로 스스로 선언하고 있는 나를 발견했다. 다시 한번 '나는 앞으로 100만 명 이상의 사람들이 건강을 되찾거나 더 건강해져서 활력 넘치는 최적의 라이프 스타일을 찾도록 나의 역량을 쏟을 것이다'라고 용기를 내어 이 책을 통해 선언한다.

다양한 호전 사례

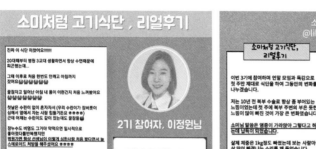

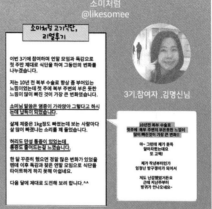

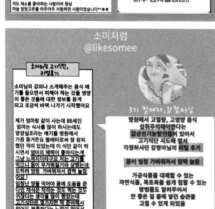

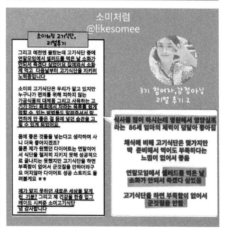

식단 선택의 자유를 누려라

반드시 철저한
카니보어 식단을 따를 필요는 없다

내가 나빴던 건강을 회복하고 활력 넘치는 삶을 살아가고 있는 현재도 되도록이면 PDK의 식단을 따르려는 선택을 한 이유는 이 식단으로 인한 효과를 경험한 후 앞으로도 그 이점을 최대한 누리고 싶기 때문이다. 나는 사랑하는 사람들과 사회적인 시간을 보낼 때 내가 하는 식단으로 인해 그들이 불편한 것을 바라지 않기 때문에 그들과 식사를 할 때는 식단에 구애받지 않으며 즐기고 있다. 1년 365일 중에 명절, 생일파티, 회식 등을 손에 꼽으면 20~30일가량이다. 이 정도는 유연하게 식단을 적용해도 내가 바라는 건강과 컨디션을 유지하는 데별 지장이 없었기 때문에 선택한 나만의 규칙이다.

선택의 자유를 누리는 데 도움을 준 갭스 다이어트

이러한 규칙을 선택하는 과정에는 나타샤 캠벨 박사가 고안한 갭스 GAPS 다이어트가 한몫을 했으며 지금도 나의 장 상태를 관찰하며 식단 도전을 하는 데에 많은 도움을 주고 있다. 미국의 의사 나타샤 캠벨 박사는 그녀의 아들이 자폐증 진단을 받은 후 영양학적으로 접근해 집중적인 연구를 시작했으며 정신 장애와 소화기 및 면역 장애를 치료하는 전문가 중 한 명으로 인정받고 있다. 나는 갭스 다이어트를 통해 신체적, 정신적 만성 건강 문제를 치유한 무수히 많은 사례를 접할 수 있었다. 특히 장과 소화에 대해 중점적으로 다루고 있기 때문에 장 문제로 우여곡절을 겪어 왔던 나의 호기심과 도전에 불을 지폈다.

갭스 다이어트로 호전된 증상들은 내가 직간접적으로 겪은 카니보어의 그것들과 매우 흡사해서 흥미로웠다. 예를 들면 체력과 활력 증진, 피부톤의 개선, 관절과 근육의 통증 완화, 호르몬 대사의 정상화, 숙면, 기억력과 집중력의 향상, 천식과 비염의 개선, 만성 방광염과 두통이 사라지고 감기로 병원을 찾는 일이 까마득해지는 등 얼핏 보면 장과 소화기의 건강과는 관련 없어 보이는 증상들도 포함되어 있다.

내가 이 다이어트의 가장 큰 장점이라고 생각하는 부분은 개인의 생활 방식과 상황에 따라 여러 단계로 접근할 수 있도록 비교적 명확하게 구분해놓았다는 것이다. 가장 실행하기 쉽고 영구적으로 따르기에 적합한 단계부터 매우 까다롭고 실천하기 어렵지만 장과 신체의 더 깊은 치유를 달성하기 위해 거쳐야 하는 단계까지 여러 단계를 제시하고 있다.

즉, 심각한 소화 문제나 정신 질환 및 신체적으로 문제가 있는 사람들은 식물성 식품을 제한하는 단계를 유지해야 하고, 유연한 장이 준비된 사람들은 기호에 따라 더 많은 식물성 식품을 섭취할 수도 있다. 단, 이 사람들조차도 비건으로 치달아서는 안 되며 기본적으로 고기, 생선, 달걀을 계속 섭취해야 한다고 강조한다. 영구적으로 따르기 쉬운 단계에서도 식사의 85%는 내장을 포함하는 동물성 식품으로 구성하기를 권장하며 신선하고 질 높은 재료로 직접 조리하고 가공식품은 배제하라고 제안한다.

나는 최근에 갭스 식단의 가이드에 따라 발효식품의 섭취를 점진적으로 늘리는 시도와 갭스 식단의 단계별 적용을 통해 내 장이 얼마나 유연한지를 지속적으로 관찰하고 기록하는 도전을 시작했다.

익숙하고 당연한 식단에서 벗어나는 용기와 선택의 자유를 누려라

나처럼 건강을 회복한 후에도 카니보어 식단의 이점이 좋아서 계속 유지하는 선택을 할 수도 있고 생활 방식과 건강상태 등의 상황에 따라 새로운 도전을 시도할 수도 있다. 독자 여러분도 스스로 각자의 건강을 되찾고 유지하기 위해서 익숙하고 당연한 식단에서 벗어나는 용기와 선택의 자유를 누릴 수 있기를 바란다.

나는 건강한 먹거리에 대한 주제로 보건수업을 하는 마지막에 학생들에게 꼭 당부하는 말이 있다. 자신의 몸을 존중하는 의미로 주체적으로 자신의 몸에 도움이 되는 건강한 음식을 찾아서 선택하길 바란다고, 특히 식물성 씨앗기름이 잔뜩 들어가 있는 가공식품을 먹기 위해 주머니를 털 때는 심사숙고하라고 당부한다.

"애들아 이제부터 자신의 몸을 존중하는 선택의 자유를 마음껏 누릴 수 있겠지?"

참고하면 좋은 사이트

* https://www.westonaprice.org/health-topics/gut-and-psychology-syndrome-gap

당신에게는 유연한 식단을
선택할 자유가 있다

복싱보다 효과 있는 카니보어 식단

김규범(44세)

"헉…헉… 잠깐만요."

"왜요? 어디 다치셨어요?"

"아니요. 힘들어서 못 가겠어요."

평지와 다름없는 등산로 초입에서 숨을 몰아쉬고 있는 나는 10년 차 복싱선수다. 사무실에 앉아 컴퓨터로 일하는 직업에서 범죄자를 대면하는 직업으로 진로를 변경한 것은 20대 후반의 일이다. 새 직장에 출근한 나에게는 사회방위를 위해 법을 집행한다는 숭고한 자신감이 가득했다. 하지만 자신감은 얼마 못 가 자취를 감췄다. 체격이 왜소한 나는 그들의 큰 덩치와 온몸 가득한 문신 앞에 주눅 들어버렸고,

이내 자신감은 두려움이 되었다. 그러던 어느 날, 입고 있는 제복이 부끄러울 만큼 호되게 망신을 당하고 집에 돌아온 나는 분노, 억울함, 원망으로 가득한 눈물을 쏟고 말았다. 그리고 찾아간 곳이 집 근처 복싱 체육관이었다.

"다이어트 하시려고요?"
"아뇨. 복싱 배우면 깡따구 좋아진다고 해서 왔습니다."

평소 운동을 하지 않던 내가 격렬한 운동을 시작하자 몸이 곧바로 반응했다. 온몸이 쑤시기 시작한 것이다. 어느 정도의 근육통은 예상했지만, 실제 통증은 언제든 운동을 멈춰도 이상하지 않을 수준이었다. 그래도 나는 멈추지 않았다. 진통제와 파스를 붙들고 참았다. 분노를 떠올리며 견뎠고, 억울함을 떠올리며 견뎠다.

그러는 사이 몸이 운동에 적응했고, 자취를 감췄던 자신감까지 돌아왔다. 그때부터는 말 한마디에도 당당함이 묻어났고 어떠한 완력 앞에서도 주눅 들지 않게 되었다. 복싱은 내 삶의 일부가 되었고, 재미가 되었고, 자랑이 되었다. 그렇게 10년이라는 세월을 링 위에 서 있었다.

40세를 앞둔 어느 날 선택이 나를 찾아왔다. 복싱을 계속할 것인가, 일을 더 많이 해서 수입을 늘릴 것인가, 마음 같아서는 복싱을 더 하고 싶지만 그러기에는 너무 격한 운동이고, 아이가 학교에 입학하면서부터는 돈이 더 필요했다. 결국 운동시간을 일하는 시간에 더하겠다면서 글러브를 벗어버렸다. 그때부터 N잡러가 되어 많은 일을 했고, 더 일한 만큼 더 많은 돈을 벌었다. 그렇게 아무 문제 없이 2년이 흘렀다.

하지만 2년 이후로 몸이 변하기 시작했다. 그간 3~4kg 정도 늘어난 것이 고작이던 체중은 몇 개월 사이 25kg이나 불어났고, 30인치였던 허리는 42인치가 되었다. 짧은 기간에 늘어난 살은 튼살이 되었다. 입던 옷은 모두 작아져서 버렸고, 일반 매장에는 맞는 사이즈가 없어 빅사이즈 매장을 찾아야 했다. 게다가 건강검진 결과지에는 지방간, 고지혈증이라는 충격적인 단어까지 쓰여 있었다.

그때부터 평지를 걸어도 숨이 차고 땀이 났다. 배에 살짝만 힘을 줘도 초콜릿 같은 복근이 보이던 탄탄한 몸은 불과 2년 만에 물렁거리는 지방 덩어리로 변해 있었다. 그즈음 피부에도 문제가 생겼다. 건선으로 가려움에 시달려야 했고, 얼굴 곳곳에 염증으로 인한 고름이 차올랐다. 손톱으로 긁고 뜯은 곳은 흉터가 되었다. 건강한 곳보다 아픈 곳이 더 많아진 것이다.

물론, 다시 운동을 해야겠다는 생각도 했지만, 돈을 계속 벌어야 했기에 운동시간을 만들 수가 없었다. 그렇다고 아무것도 안 할 수는 없었다. 급한 대로 다이어트 정보를 얻어 이것저것 따라해봤다. 영양소 없이 포만감을 주고 장 청소를 돕는다는 식이섬유 섭취, 1일 1식, 원푸드 다이어트, 다시마 우려낸 물 마시기…, 하지만 아픈 곳만 더 늘어날 뿐이었다. 피부병은 더욱 심해져 화장품으로 얼굴 흉터를 가

려야 했고, 팔에 있는 흉터는 피부와 비슷한 색의 토시로 가려야 하는
상황이었다.

그러다가 우연한 기회에 카니보어 식단을 소개받았다. 육식동물
처럼 식단을 바꾸면 건강해지고 살도 빠진다는 것이다. 가능할지를
가늠해볼 여유는 없었다. 일단 속는 셈 치고 해보는 것 말고는 다른
방법이 없었다. 그래서 일단 시작했다. 처음에는 함께 소개받았던 키
토제닉 식단과 카니보어 식단 중 카니보어 식단으로 시작해서 점차
키토제닉 식단으로 넘어가겠다는 계획이었다.

효과는 빠르게 나타났다. 열흘 째 되던 날 무려 6kg의 체중감량을
확인했고, 얼굴 염증이 완화되고 있는 것을 느꼈다. 빠른 효과에 놀
라 집안에서 할 수 있는 간단한 운동까지 병행하기 시작했고 2개월째
가 되던 날, 18kg의 체중감량을 확인했다. 상처에서 흐른 핏자국을 없

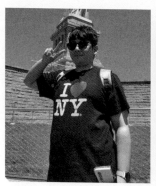 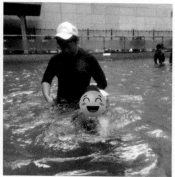

전·후 비교

육식 혁명 카니보어

애느라 수시로 세탁하던 베개는 깨끗함을 유지하는 기간이 길어졌고, 별도의 운동시간을 만들 필요가 없었기에 일도 변함없이 할 수 있었다. 그럼에도 혹시나 보이지 않는 곳에 문제가 생길까 하는 걱정으로 식단 초기에 매월 혈액검사를 받아 상태를 점검했다. 결과는 '이상 없음 오히려 더 건강해짐'이었다.

지금은 카니보어에서 키토제닉으로 바꾸겠다던 처음 생각이 이미 사라졌다. 새로운 식단에 적응했기 때문이다. 물론 링 위에서 땀 흘리던 시절의 컨디션까지 회복한 것은 아니다. 하지만 적어도 등산로 초입에서 숨을 몰아쉬던 지방 덩어리가 아닌 것만은 확실하다.

인생의 전환점이 된 카니보어 식단

지인옥(64세)

60대가 된 이후로 저는 몸이 예전 같지 않다는 걸 느끼기 시작했어요. 수십 년간 쌓인 피로와 나쁜 식습관으로 인해 기력이 떨어지고, 자주 아프기 일쑤였습니다. 그러던 중 이소미 선생님을 만나 '카니보어 식단'을 접하게 되었어요. 단백질과 지방을 중심으로 한 이 식단이 처음에는 과연 건강을 해치지는 않을까 걱정도 했지만, 때마침 유명하신 한의원 선생님께서도 고기 식단을 추천해 주셔서 도전하기로 했습니다.

첫 주에는 고기만 먹어야 하는 것이 솔직히 힘들었습니다. 익숙하던 탄수화물을 줄이고 오직 고기와 유제품을 섭취하는 건 결코 쉬운 일이 아니었어요. 하지만 한 달이 지나자, 몸이 조금 달라지는 걸 느끼기 시작했어요. 아침에 일어날 때 무겁던 몸이 가벼워지고, 기분도 좋아졌어요. 무엇보다, 예전에는 늘 피곤했던 제가 하루 종일 활력을 유지할 수 있게 되었습니다. 뱃살과 붓기가 눈에 띄게 빠지면서 주변 사람들로부터 살 빠졌다는 얘기를 자주 듣고 있어요.

이런 변화는 단순히 몸의 변화에 그치지 않았어요. 건강해지는 느낌이 들자, 마음에도 큰 변화를 가져왔습니다. 나 자신을 돌본다는 생각이 나에게 자부심을 느끼게 해주었고, 자신감을 심어줬습니다. 나이가 든다고 해서 모든 것이 끝난 게 아니라는 걸, 나는 이 경험을 통해 배웠어요. 카니보어 식단은 단순한 식습관이 아니라 제 인생의 전환점이 되었다고 할 수 있어요. 이소미 선생님께 감사드려요.

최적의 라이프 스타일을
구현하다

오늘 아침 눈 뜨자마자 몸 상태가 심상치가 않다. 몸을 일으켜 화장실로 향하고 끝나지 않을 것 같은 소변을 시원하게 비워내고 몸무게를 재는데 역시 1kg이 빠져 있다. 이런 날이 있다. 아침에 침대에서 눈을 뜨는데 몸이 너무 가벼워 날아갈 것 같고 상쾌하고 예전에 달고 살던 부종이란 것이 무엇인지 떠오르지도 않을 만큼 과장해서 피골이 상접한 느낌, 피부는 눈이 부시게 뽀얗고 윤기가 흐르고 기분이 좋아서 나도 모르게 콧노래를 흥얼거리며 아직 기상하지 않은 남편 볼에 입맞춤을 하기도 한다.

대부분 그 전날에 지방을 다른 날보다 듬뿍 먹은 날 아침의 컨디션이다. 충분한 아니 넘치는 칼로리와 풍요로운 영양소 그리고 지용성 비타민과 각종 미네랄들이 하모니를 이루며 밤새 몸 여기저기를 회복시키고 청소도 하고 최상의 컨디션이라는 완벽한 몸 상태를 만들어놓은 것 같다. 살이 더 빠지면 곤란하니 내가 좋아하는 양고기와 간, 계란 노른자, 고등어까지 야무지게 챙겨서 식사 준비를 한다.

육식을 제대로 하면 염증성 살이 빠진다

최근에 나는 〈EBS 다큐프라임〉이라
는 프로그램 작가의 요청으로 〈SBS 육
채전쟁〉에 이어 두 번째 TV 출연을 하
게 되었다. 다이어트와 관련해 여러 가지
식단을 소개하는 프로그램이었다. 그래
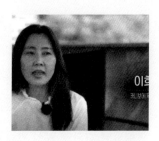
서인지 내용이 다소 체중감량에 집중된 경향이 있었고 나와 함께 출
연한 식단 커뮤니티 멤버들을 극단적 육식 식단을 하는 사람으로 소
개했다(나의 앞선 글을 통해서 절대 극단적이지 않다는 건 독자분들도 아시겠지
만). 나는 프로그램에서 소개하는 각기 다른 방향으로 극단적인 식사
를 하는 여러 사람들 중에서도 인류 대대로 내려오는 지혜로운 전통
음식을 통해 인류에게 가장 적합한 영양분을 충분히 섭취하고 최고의
영양상태와 최적의 컨디션을 추구하는 우리가 가장 멋지고 아름다워
보였으며 왠지 모를 자부심도 느꼈다.

제대로 된 육식 식단을 실천하는 사람들 중에 종종 체중이 늘었다
거나 원하는 만큼 체중감량이 일어나지 않는다고 우려를 표하는 이도
있다. 다시 한번 언급하자면 식단을 하기 전 개인의 건강상태나 영양
결핍 정도 그리고 현재 섭취하는 식품의 내용과 양에 따라 식단 후 결
과의 차이가 있을 수 있다. 보통 살이 찌는 사람은 몸에 필요한 영양소
가 부족했던 경우가 많다. 그런 사람이 고영양식을 시작하면 먼저 골량
이나 근육이 늘어나 체중이 일시적으로 증가하는 경우도 있다. 하지만

그 시기를 지나면 감량이 된다.

또 마른 체형의 사람은 체지방이 떨어져 나가고 그 자리에 근육이 붙어서 오히려 나처럼 별 운동을 하지 않았는데도 몸이 더 탄탄해진다. 실제로 내가 처음에 식단을 시작하고 한동안 한 끼에 2kg까지 고기를 먹을 때 건강증진센터에서 인바디를 측정한 전문가가 어떤 운동을 했냐고 한 달 만에 근육이 3.2kg이나 증가한 것이 신기하다며 궁금해했던 일화를 앞서 언급한 바 있다.

이렇게 식단을 바꿔보자

4,000여 명이 넘는 환자의 다이어트를 성공시킨 일본의 의사 와타나베 원장은 식물성 식품을 줄이고 동물성 식품 위주로 먹는 식단을 조급해하지 말고 여유롭게 지속하면 개인차가 있으나 반드시 변화가 온다고 임상경험을 통해 확신한 내용을 그의 책으로 전한다.

또한 와타나베 원장은 고기만 먹어서 소화가 안 될까 봐 걱정하는 이들에게 사람의 소화액으로 충분히 소화되기 때문에 걱정할 필요가 전혀 없다고 말한다. 더부룩함은 오히려 곡물이나 당질의 식이섬유 소화액을 갖고 있지 않는 사람이 곡물이나 채소를 섭취하고 소화시킬 때 발생한다고 주장한다. 더불어 오래 씹을수록 소화액이 더 많이 나와서 소화에 도움이 될 수 있으니 오래 씹는 방법을 적극 권한다.

주로 단백질과 지방인 고기나 계란, 해산물 등은 깨끗하게 소화되고 흡수되어 복부팽만을 유발하는 가스가 나오지 않고 변의 양이 줄어들지만 곡물이나 채소는 소화되지 않아 배에 가스가 차고 변 찌꺼기만 늘어날 뿐이라며 몸 어딘가 불편함을 느낀다면 식물성 식품을 배제하고 육식을 해보길 권한다.

누구나 최적의 라이프 스타일을 찾을 수 있다

온갖 우여곡절과 시행착오를 겪긴 했지만 당장 암선고를 받아도 이상하지 않을 만큼 엉망진창이었던 몸을 가졌던 나도 이 식단을 통해 건강을 완전히 회복하고 날마다 더 나은 몸과 활력을 갱신하고 있다. 독자 여러분도 내가 영양적, 환경적, 윤리적 측면에서 가장 완벽한 식단이라고 자부하는 매우 간단하고 쉬운 이 식단을 선택하고 결단하길 바란다. 그 결단을 실행하고 이어나간다면 단언컨대 건강한 신체와 덤으로 아름답고 멋진 몸매를 가지는 것은 물론 최적의 라이프 스타일까지 찾게 될 것이다. 더불어 이 책을 찬찬히 살펴보고 참고해 이 식단을 통해서 얻을 수 있는 최고의 이점을 누리고 날마다 최적의 라이프 스타일을 경신하기 바란다.

앞서 '나는 앞으로 100만 명 이상의 사람들이 건강을 되찾거나 더 건강해져서 활력 넘치는 최적의 라이프 스타일을 찾도록 나의 역량을 쏟을 것이다'라고 용기를 내어 이 책을 통해 선언했었다. 최근에 나는 이 선언의 시발점이 될 만한 강연을 하는 기회가 생겼다. 그에 앞서

《RESTORY》의 심혜영 작가님과 인터뷰를 가졌다. 그 짧은 시간을 통해 나만의 최적의 라이프 스타일을 찰떡같이 파악하고 남겨주신 작가님의 멋진 인터뷰 요약본으로 이 글의 마지막 장을 마무리 하고자한다.

익숙한 습관과의 결별이라, 누구나 자기 계발이 중요하다는 것은 알지만 진짜 자기 계발에 성공하는 사람은 많지 않다. 누구나 변화의 필요성은 알지만 우리는 익숙한 습관에 지배당하고 있다. 바쁜 현대 사회에서 자극적인 맛과 더 편한 것을 찾기 쉬운 요즘이지만 정말 자신을 사랑하는 이들은 필수적으로 건강을 신경 쓰고 식단을 관리한다. 상식에 벗어난 식단은 노력으로만 경험할 수 있는 변화이다.

좋은 습관을 갖는다는 것, 삶의 변화를 느낄 수 있는 경험은 결코 간단하지는 않다. 그녀는 현재 그녀만의 노하우와 시행착오를 책으로 출간하기 위한 준비를 하고 있다. 그리고 책으로만 아는 것에서 끝난 것이 아니라 식단 챌린지를 통해 많은 사람들이 자신의 삶을 변화시키고 열정적으로 자신의 삶을 살아갈 수 있기를 꿈꾸고 있다.

식단 관리가 왜 라이프 스타일까지 변화시켜 줄 수 있는지 처음에는 의아했다. 그런데 그녀와의 인터뷰를 통해 느낀 것은 자신의 삶을 건강하게 살아갈 수 있게 하는 것은 자신의 선택이고 그 선택은 결국 우리를 자유롭게 해준다는 것이었다. 매일 내가 하는 생각과 습관이 나의 미래를 변화시킨다는 말이 떠올랐다. 나를 위해 습관적으로 해로운 것들을 아무렇지 않게 하고 있었던 것을 스스로 돌아보게 됐다.

"6년째 식단 관리를 하면서 노하우가 생겼는데 아무래도 사회생활을

육식 혁명 카니보어

하는 과정에서 제 식단 때문에 제가 사랑하는 사람들이 불편해하는 것이 싫더라고요. 그래서 최대한 제가 사랑하는 사람들이 불편해하지 않도록 식단 치팅데이를 만들었어요. 저는 무엇보다 사랑하는 사람들과 함께 행복하고 건강하게 살아가고 싶어요. 그래서 제가 행복해진 이유에 대해서 더 열심히 알려드리고 싶어요."

예쁘고 날씬해지는 비결, 건강하고 활력 있게 살아갈 수 있는 비결, 나이보다 더 젊게 살아갈 수 있는 비결 이전에 그녀는 자신이 수많은 시행착오 속에 알게 된 삶을 변화시키는 아름다운 비결을 나 혼자가 아닌 함께 나누고 싶어 한다. 신은 그 선물을 가질 자격이 있는 이에게만 가장 고귀한 선물을 준다. 자신만 행복해지기 위함이 아닌 많은 사람이 함께 건강하고 행복하게 자신의 삶을 살아갔으면 좋겠다는 그녀의 마음에 떠오른 문장이었다. 강연에서 자신의 노하우를 아낌없이 다 쏟아내겠다는 그녀의 다짐이 참 아름답다는 생각이 들었다.

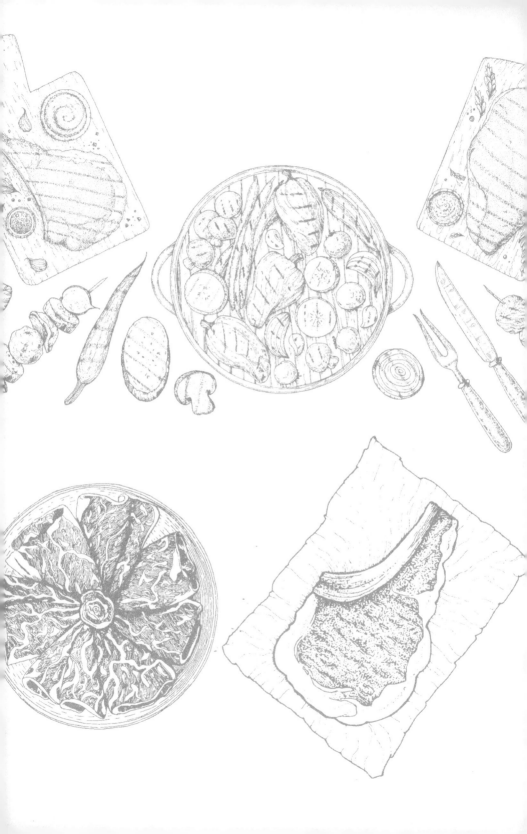

절실한 이들을 위한 난치병 극복 가이드

나는 만성피로증후군을 이렇게 극복했다

이 책의 앞부분에 능력이 출중했으나 몸이 아파서 젊은 시절을 아깝게 허송세월한 지인으로 소개된 사람은 사실 이 책의 공저자인 본인이다. 나는 현대의학의 도움을 전혀 받지 못하고 병원을 전전하느라 오히려 인생의 황금기를 낭비했다. 결국 나는 스스로 발견한 치유법으로 회복했다. 내가 발견한 치유법들은 특정한 증상에 대한 대응법이라기보다 몸 자체를 건강하게 만들어 질병을 스스로 이겨내는 힘을 기르는 보편적인 방법이다. 그래서 나의 우여곡절 만성피로증후군 극복기가 만성피로증후군으로 고통받는 환자들뿐만 아니라 현대의학이 풀지 못한 난치병으로 고통받는 분들에게도 도움이 될 수 있다는 생각에 용기를 내어 적어본다.

만성피로증후군이란?

　"건강을 잃으면 모든 것을 잃는 것이다"라는 금언은 건강을 잃어본 사람에게는 뼛속까지 치미는 공감을 일으킨다. 고려대학교 법학과를 4년 장학생으로 입학했던 나는 건강을 잃은 덕택에 날개 한번 제대로 펴보지 못하며 젊은 시절을 허비해야 했다. 선후배들이 사법고시에 합격하고 승전고를 울릴 때 고향에서 요양하며 박수만 보내야 하는 내 심정은 비통했다. 그 누구보다 수렁에서 벗어나고 싶었지만 아무도 구체적인 해결책을 제시하지 않던 그 당시의 나는 망망대해에서 어느 쪽으로 가야 할지 몰라 정처 없이 헤매는 한 척의 돛단배 신세였다.

　나는 만성피로증후군Chronic Fatigue Syndrome이라는 질병으로 15~35세까지 20년 정도를 고생했다. 인생의 황금기에 해당하는 젊은 시절 대부분을 이 질환으로 낭비한 것이다. 만성피로증후군의 진단 기준은 다양하지만, 현대의학은 아직 이 질병의 정확한 원인도, 치료법도 모른다. 다만 비슷한 증상을 묶어서 만성피로증후군이라는 병명으로 부르고 있을 뿐이다.

　이 질병의 공통적인 증상은 6개월 이상 지속되는 극심한 피로인데 피로의 정도는 일상생활을 하기 어려운 정도에 해당한다. 아직도 많은 사람들이 이 질병으로 고통받고 있으나 구체적인 해결책이 없어 힘든 나날을 계속 보내고 있을 것이라 생각된다. 내 개인적인 경험이 자신의 질병을 천형으로 받아들이며 자포자기할 그분들에게 조금이

나마 도움이 되길 소망한다.

    나는 학생 때부터 이 질환을 앓아서 수업 사이 쉬는 시간마다 거의 기절하는 것처럼 책상에 엎드려 잤다. 밤에 아무리 누워 있어도 선잠을 자게 되어 피로가 안 풀리고 잔 것 같지 않았다. 그래서 낮에 그렇게라도 하지 않으면 너무나 고통스러웠고 조금이라도 시간이 나면 누워 쉬기 바빴다. 극심한 피로로 인해 아무것도 제대로 못하고 소중한 젊은 시절을 허송세월한 것은 나의 마음에 깊은 상흔을 남겼다. 그러나 이제는 그 세월이 나라는 인간이 성숙하기 위해 꼭 필요한 시간이었을 거라고 받아들인다.

    지금은 다행히도 건강을 회복해 내 나이 또래 누구 못지않게 건강하다고 자부하고 있다. 사실 나이보다 훨씬 젊어 보인다는 말도 많이 듣고 체력에 자신감을 가지게 되었다. 타고난 건강이라기보다는 만들어온 건강이고 그래서 더욱 탄탄하게 잘 유지하고 있다. 그러나 신문 기사를 읽다 보면 많은 현대인들은 정도의 차이는 있을지언정 만성피로와 무력감에 시달리고, 가볍거나 심한 우울증을 겪는 것 같다. 건강 정보는 넘치지만 과거의 내 경우처럼 해결되지 않는 만성피로나 난치병 때문에 고통 속에서 절망적인 삶을 이어가는 분도 많을 것이다. 나 또한 수많은 정보 속에서 시행착오로 시간을 허비해가며 옳은 치유의 길을 찾았다.

현대의학에 너무 의존하지 마라

가장 먼저 의사와 약에 너무 맹목적으로 의존하지 말라고 말하고 싶다. 물론 수술이 필요하거나 장기에 이상이 있거나 바이러스에 감염된 것 같은 경우는 현대의학의 도움이 절대적으로 필요하다. 또한 명백히 질병의 원인이 규명되고 치료법이 있는 경우엔 의사의 도움에 의지하는 편이 나을 것이다. 그러나 과거의 나처럼 건강검진을 받아도 아무 이상이 발견되지 않지만 본인은 몸이 아파 죽을 것 같은 경우라면, 또는 현대의학의 진단으로는 아직 이상이라고 할 수 없지만 본인이 느끼기에 몸에 심각한 이상이 있는 경우는 병원에 가는 것만이 정답은 아니다. 한 움큼의 약을 매일 들이키며 질병이 더 악화되지 않도록 겨우 유지하는데 급급한 상황이라면 병원 치료 이외에 다른 방법을 찾는 것이 현명하다.

주지하다시피 감기조차 완전히 치료할 수 있는 약은 아직 개발되지 않았으며 기존의 감기약은 환자가 질병의 증상을 견디기 쉽도록 증상을 완화하는 역할을 할 뿐이다. 치유는 몸의 면역체계가 하는 것이다. 현대의학에 한계가 있는 점은 의사들도 이미 인정하고 있다. 현대의학을 불신하라는 이야기가 아니다. 도움을 받을 수 있는 부분과 받을 수 없는 부분을 분명히 구분하라는 이야기다. 그래서 도움을 받기 어려운 경우 환자가 직접 자기 몸을 돌볼 수 있도록 건강에 대해 깊이 연구하고 자신의 몸을 관찰해야 한다.

나는 20여 년간 많은 의사와 사이비 의료인의 희망찬 장담에 속아 세월을 낭비한 것에 대해 많은 반성을 했다. 의학이 명확히 원인을 규명하고 치료법을 제시한 분야에 한해서만 의사를 의지하고 따랐어야 했는데, 그렇지 못한 만성피로증후군을 앓으면서 맹목적인 의존으로 귀중한 시간을 낭비했으니 말이다.

서론이 길어졌는데 내가 하고 싶은 말은 몸의 치유에 있어서 현대 의학에 한계가 있는 분야는 자신이 능동적으로 치유 방법을 찾고 적용하며 자신의 몸의 변화를 관찰해야 한다는 얘기를 하고 싶었던 것이다. 물론 치료법을 찾지 못하고 오랜 시간 방황하다 보면 절박해지고, 의사도 아닌 사이비 의료인들에게 속기도 하고, 말도 안 되는 치료법에 시간을 낭비하고, 몸을 악화시키기도 한다. 그렇지 않으려면 더 알아보고 공부해야 하고 스스로 회복하겠다는 강한 의지를 가져야 한다. 가장 유능한 치료사는 자신의 몸이 가진 면역 체계이다. 자신을 믿어야 한다.

몸과 마음은 동시에 치유되어야 한다

회복하며 내가 깨달은 것은 몸과 마음이 하나라서 치유는 양쪽에서 일어나야 한다는 것이다. 몸만을 치유의 대상으로 생각해서 마음을 등한시해도 안되고, 마음에만 집중하고 몸을 돌보지 않는 것도 답이 아니다.

나는 만성피로증후군을 면역체계가 고장났거나 심하게 약해져 제 기능을 못한 결과로 판단하고 있다. 그래서 만성피로증후군을 고치기 위한 방법들은 면역력을 강화하는 방법과 매우 유사하다. 결국 면역력이 약해지면 만병이 침범하기 쉬운 몸이 될 것이고 면역력이 강해지면 병 따위는 감히 침범하기 어려운 철옹성 같은 몸이 될 것이다.

만성피로증후군을 극복하는 구체적인 실천법

면역력을 강화하고 만성피로증후군을 극복했던 여러 요인 중 내가 생각하는 가장 중요한 요인들을 다음에 밝혀두고 싶다.

식단

❘●❘

몸에 좋은 음식을 제대로 구분하자

"What you eat is what you are(당신이 먹는 것이 바로 당신 자신이다)." 라는 말이 있다. 우리가 먹는 것이 우리 몸을 구성하고 있으니 반박할 수 없는 말이다. 음식이 자신의 몸에 미치는 영향의 중대성을 인식한 것은 내게는 비교적 늦은 시점이었다. 건강을 잃고 10년 이상이 흐른 시점에서야 음식의 중요성을 깨달았으니 말이다. 몸에 좋다는 보양식 이나 보약 등을 먹어보았으나 그리 큰 효과를 보지 못해 음식의 중요 성을 과소평가했다. 그러다 매일 먹는 식단의 중요성을 뒤늦게 깨닫 고 나니 가장 기본적인 것을 제대로 하지 못하고 특별한 치료법만 찾 아다닌 자신의 어리석음을 통감했다.

우리는 어떤 음식이 몸에 나쁜지 대강 알고 있다. 그러나 어떤 음 식이 몸에 좋은지에 대해서는 상반된 지식으로 때론 혼란스러워한 다. 일단 가공하지 않은 천연의 먹거리는 일반적으로 몸에 좋은 음식 이다. 물론 천연 재료 중에도 특정 식물처럼 천연 독소가 있어서 먹기 위한 손질이나 처리가 필요한 경우도 있다.

일단 나쁜 음식은 판별이 쉽다. 가공식품, 식품 첨가물이 많이 들

육식 혁명 카니보어

어간 음식들, 소위 정크푸드junk food라고 하는 피자나 햄버거, 치킨 등은 몸에 좋지 않다는 점을 누구나 상식적으로 알고 있다. 그나마 정크푸드 중에는 햄버거가 가장 덜 해로운 음식이라고 생각한다. 안 좋은 기름을 제일 적게 쓰고 풍부한 단백질을 공급하기 때문이다.

나도 사람인지라 가끔 가공식품을 먹고 햄버거 같은 정크푸드를 즐기기도 한다. 그러나 그것이 그리 몸에 좋지 않다는 것을 인식하고 항상 섭취량을 제한하려고 한다. 특히 기름에 튀긴 음식은 산화로 인한 독성을 많이 내포하고 있다. 더구나 흔히 식용유로 사용되는 콩기름, 카놀라유 등의 가공된 식물성 기름은 제조 과정에서 화학 첨가물이 많이 들어가고 제조 공정에서 변성이 많이 일어나 몸에 그리 좋지 않다. 오히려 라드돼지기름 굳힌 것 같은 가공하지 않은 동물성 기름이나 천연 버터, 올리브유 등이 몸에 좋은 기름이다. 왜냐하면 화학 첨가물이 들어가지 않았고 많은 영양소를 포함하고 있기 때문이다.

동물성 기름과 콜레스테롤에 대한
오해에서 벗어나자

물론 사람들이 동물성 기름에 대해서 거의 공포심에 가까운 오해를 하고 있다는 것을 안다. 나도 예전에 돼지고기를 먹을 때 기름을 떼고 먹곤 했다. 흔히 사람들은 붉은 고기는 콜레스테롤 수치를 올려서 각종 성인병을 유발해 몸에 좋지 않다는 선입견을 가지고 있다. 하지만 새롭게 밝혀진 사실은 붉은 고기의 섭취량과 성인병 발병 사이에 그다지 인과 관계가 성립되지 않는다는 것이다. 지방을 많이 섭취한다고 해서 섭취한 지방이 바로 혈관에 축적되는 것은 아니다. 오히려 혈관에 축적되어 혈관을 굳게 하는 콜레스테롤은 과도하게 섭취된 탄수화물이 지방의 형태로 저장되는 현상과 관계가 있다. 과도한 탄수화물 섭취가 지방의 섭취보다 훨씬 해롭다는 말이다. 또한 체내 콜레스테롤의 70% 이상은 간에서 만들어지지 음식 섭취로 체내에 유입되는 것이 아니다.

이에 관한 자세한 정보는 다큐멘터리 〈지방의 누명〉, 〈육채전쟁〉 등을 검색해보면 알 수 있다. 요약해서 말씀드리면 적색육과 지방의 섭취가 바로 혈관에 콜레스테롤로 쌓이는 것이 아니고 그로 인해 성인병을 일으키는 것도 아니다. 오히려 방목으로 키운 소나 양, 돼지고기 등의 적색육은 몸에 좋은 성분을 많이 가지고 있고 그 지방도 몸에 긍정적인 영향을 미친다. 적색육을 과다 섭취하면 총콜레스테롤 수치는 올라갈 수 있으나 총콜레스테롤 수치가 중요한 건 아니다. 오히려 콜레스테롤의 구성이 더 중요하다.

콜레스테롤 중 고밀도 콜레스테롤HDL은 높을수록 좋은 콜레스테롤이다. 과다한 콜레스테롤을 간으로 옮겨 없애고 혈관에 낀 플라그를 청소해주는 콜레스테롤이기 때문이다. 저밀도 콜레스테롤LDL은 심혈관 질환의 주범으로 오해받고 있으나 저밀도 콜레스테롤 수치와 심혈관 질병의 상관관계는 정확히 밝혀진 것이 없다. 오히려 저밀도 콜레스테롤LDL은 지용성 영양소와 항산화 물질을 전달하며 염증 부위의 치유를 위해 일하니 좋은 역할을 하고 있다.

정말 문제가 되는 것은 중성지방이며 각종 심혈관 질환의 주범인데 단순히 적색육을 많이 섭취하고 저밀도 콜레스테롤 수치LDL가 높아도 중성지방 수치는 높지 않을 수 있다는 점에 주목할 필요가 있다. 나는 거의 하루 세끼를 모두 적색육과 함께 먹는다. 사료를 먹지 않고 방목한 수입육을 위주로 먹고 있는데 일반적인 기준에서 육류 섭취량이 매우 높다고 볼 수 있다. 하지만 고밀도 콜레스테롤HDL은 기준보다 훨씬 높고 중성지방 수치는 기준보다 훨씬 낮다. 저밀도 콜레스테롤LDL 수치는 기준보다 높은 편이지만 중성지방과 고밀도 콜레스테롤HDL의 비율이 좋은 한 건강상의 문제와 별 관계가 없다고 생각하기에 신경 쓰지 않고 있다. 오히려 과도한 탄수화물 섭취는 중성지방의 수치를 올리고 저밀도 콜레스테롤LDL에도 부정적인 영향을 미칠 수 있다. 최근에 혈중 콜레스테롤 수치가 높은 사람이 장수한다는 연구 결과도 다수 발표되었다. 다시 강조하지만 총콜레스테롤 수치보다는 콜레스테롤의 구성이 중요하다.

신선한 붉은 고기를 마음껏 섭취하라

평소에 내가 소화하는 운동량, 건강검진의 긍정적인 지표, 아직 배가 나오지 않은 날씬한 체형 등을 보면 적어도 나는 내 식단을 신뢰하고 있다. 예전 골골했던 내가 일주일 내내 에너지 넘치게 일하고 주말에 전국을 누비고 있으니 건강이 좋아진 건 확실한 듯하다. 오히려 고기를 먹지 않으면 현격한 에너지 감소를 몸으로 체험해본 적이 여러 번이니 나로서는 이 식단을 믿을 수밖에 없다. 예전에는 병원은 가장 친숙한 곳 중 하나였지만 한 10년 동안은 정말 병원 갈 일이 드물었다.

어쨌든 내가 권하고 싶은 것은 붉은 고기 먹기를 두려워하지 말라는 것이다. 가급적 방목한 고기를 마음껏 먹되 가공식품의 섭취를 최대한 줄이고 탄수화물도 지나치게 섭취하지 않으면 된다. 그리고 지방은 그렇게 두려워할 영양소는 아니다. 오히려 충분한 단백질과 지방의 섭취는 충분한 활력과 에너지를 공급해준다. 오히려 지방을 제대로 섭취하지 않고 단백질만 섭취하다 보면 영양학적으로 결핍이 오고 변비가 올 수도 있다.

그러나 탄수화물도 과하게 섭취하고 가공식품도 자제하지 못하면서 적색육을 마음껏 섭취하면 당연히 몸에 치명적일 수 있다. 어쩌면 가공식품 섭취를 자제하는 것만도 건강을 크게 향상시킬 것이다. 더구나 한국인은 대부분 단백질 섭취가 부족하다고 하니 고기를 두려움 없이 충분하게 먹는 것이 몸의 전반적인 건강에 도움이 된다.

결론적으로 자신의 식단을 단백질과 지방이 풍부한 좋은 식품으로 구성하는 것은 만성 질환 치료의 첫걸음이자 강한 면역력을 가지는 지름길이다.

근력 운동

||—||

무리한 운동은 독이다

건강 정보가 흘러넘치는 요즘 누구나 운동이 중요하다는 점은 알고 있다. 다만 운동을 시작하기가 어렵고 어떤 운동을 선택해야 할지도 어렵게 느껴질 수 있다. 나는 몸이 힘들어 죽을 것 같고 자리에서 일어나는 것이 너무나 힘겨워도 회복하기 위해 무작정 운동을 계속했다. 의사가 의학적으로 딱히 효과 있는 치료법을 제시하지 못하니 운동 밖에 방법이 보이지 않았던 것이다. 양약도 한약도 오랜 시간 먹어봤지만 별다른 효과를 보지 못했으니 내게는 운동이 약이었다.

하지만 어린 나이에 허송세월하는 것이 억울해서 빨리 회복하고 싶은 마음에 너무 무리하게 운동했던 것이 화근이 되었다. 거기다 어릴 때 한국과 일본의 열혈 스포츠 만화를 많이 본 나는 열정이 있으면 몸도 알아서 따라오리라는 어리석은 생각을 했다. 그래서 무리한 운동을 하다 드러눕곤 했다. 힘들어도 끝까지 해낸다는 투지는 보기는 좋을지 모르지만, 몸에 그리 좋은 것은 아니다. 오랜 시간 잘못된 습관으로 나빠진 몸이나 선천적으로 약하게 타고난 몸은 한순간 쉽게 바뀌지 않는다. 변화하는 시간을 충분히 주어야 하는 것이다.

근력 운동이 중요하다

내가 여태껏 해본 운동은 검도, 요가, 수영, 웨이트 트레이닝, 등산, 격투기, 승마, 걷기, 사이클, 달리기 등 참으로 다양했다. 지금 회복한 시점에서 돌아보면 나의 회복에 가장 도움이 되었던 것은 웨이트 트레이닝근력 운동인 것 같다. 걷기부터 사이클까지 유산소 운동은 기본적으로 건강에 좋은 운동으로 언론에서 매우 강조된다. 물론 유산소 운동이 건강 증진에 매우 중요한 운동임은 사실이다. 그에 반해 근력 운동의 중요성은 그동안 많이 경시되었으나 최근에 그 중요성에 대한 인식이 높아지고 있다.

기본적으로 골격이 장대하고 체격이 좋은 사람들은 타고난 근육량도 많아서 근력 운동이 그렇게 중요하지 않을 수도 있다. 그들은 어쩌면 유산소 운동만으로도 건강 유지에 문제가 없을 수 있다. 나도 처음에는 유산소 운동 위주로만 운동했는데 너무 무리하다 보면 체중이 많이 빠졌다. 그리고 근육도 함께 빠지면서 더 무기력해질 때도 많았다.

그러다 근력 운동을 시작했는데 처음에는 자신의 몸에 대한 이해가 없이 의욕만 앞서 무리하게 무거운 중량을 들다 피로가 누적되곤 했다. 그러다 보면 결국 포기하게 된다. 처음 근력 운동을 시작했던 때가 21살 정도였다. 그 당시 6개월 정도 하다 그만둔 것 같은데 그때는 웨이트 트레이닝에 대해 너무 무지해서 주 5일을 쉬는 날 없이 같은 부위를 운동했다. 더구나 운동 후에 빵과 우유를 먹고 영양 섭취를 충분히 했다고 생각했다. 지금 생각해보면 어처구니없다. 왜냐하면

육식 혁명 카니보어

단백질을 비롯한 충분한 영양섭취와 휴식은 근성장에 있어 운동만큼 중요하기 때문이다

그러나 그동안에도 조금이나마 근력 운동의 위력을 알 수 있었다. 운동을 하면서 전에 없이 몸의 힘이 강해진 것을 느꼈고 체력이 좋아졌다는 생각이 들었다. 하지만 의욕이 앞서 근력 운동의 효과를 극대화하려다 오히려 지쳐 그만두게 된 것이다.

적절한 운동량을 찾아라

운동을 시작한 지 얼마 안 되는 초보자분들은 특히 운동을 하고 다음날 많은 피로를 느낀다면 운동량을 줄일 필요가 있다. 그리고 투병 중인 분들은 근력 운동 시 부상을 당하거나 몸의 상태가 악화되지 않도록 항상 몸의 변화에 주의를 기울여야 한다. 나도 무리하면서 근력 운동을 하다가 중단하기를 반복하곤 했는데 이제는 요령이 생겨 근력 운동을 계속한 지 20년이 되었다.

근력 운동은 운동하는 것만큼 쉬어주고 영양 섭취하는 것이 중요하다. 왜냐하면 근육은 운동할 때는 미세하게 찢어지며 상처를 입게 되고 휴식과 영양 섭취를 통해 미세하게 찢어진 근육 세포가 아물며 근육이 성장하는 것이다.

근력 운동을 하는 초보자는 주 3일 운동이 적당하고 운동하는 날 사이에 반드시 휴식 일을 넣어주어야 한다. 물론 이는 정상적인 분들

보다는 병을 앓고 있는 분들과 허약한 분들을 염두에 두고 하는 말이다. 처음부터 과도하게 운동을 쉴 새 없이 하는 것은 회복할 시간을 주지 않고 근육에 미세한 상처를 끊임없이 입히는 것과 같다.

양질의 단백질을 원하는 시간대에 섭취하라

많은 사람들이 운동 후 1시간 이내에 단백질을 반드시 섭취해야 근육이 빨리 성장한다고 알고 있다. 하지만 최신 연구에 따르면 단백질 섭취는 반드시 특정 시간대에 구속받지 않아도 된다고 한다. 이는 내 경험상 충분히 동의할 수 있는 주장이다. 자신의 몸이 단백질을 필요로 하는 시간대에 단백질이 먹고 싶어지기 마련이다. 자신의 몸에 귀를 기울인다면 사람들이 주장하는 단백질 섭취 시간대에 너무 구애될 필요가 없다.

어쨌거나 근육을 회복시키고 성장시키기 위해서는 반드시 양질의 단백질을 섭취해주어야 한다. 몸이 아프신 분들에게 우유로 만든 유청단백질을 권하지는 않는다. 소화나 흡수에 문제가 될 수 있기 때문이다. 특히 고도로 농축되고 정제된 단백질 파우더는 보통 유청단백질로 만드는데, 신장에 많은 부담을 주고 염증 수치를 올리는 것으로 알려져 있다. 그래서 단백질 파우더를 많이 섭취하는 분들은 얼굴에 여드름이 난 경우가 많다. 그렇다고 닭가슴살만 드실 필요는 없다. 나는 몸이 원하는 만큼 소고기든 돼지고기든 양질의 단백질을 마음껏 섭취하기를 추천한다. 가급적 방목 수입육이 가격으로나 영양학적으로 더 도움이 될 수 있다.

바른 자세가 중요하다

근력 운동을 할 때는 절대 남과 비교하지 않아야 한다. 몸이 운동에 적응하는 데는 적어도 3개월이 걸린다. 3개월 동안은 가랑비에 옷 젖듯 부담 없는 중량으로 운동하시길 바란다. 약간의 부하가 걸리는 정도의 무게로 운동하며 몸을 적응시키는 데 주안점을 둔다. 그 대신 처음엔 집에서 혼자 하는 것보다는 가까운 체육관을 찾아 등록하고 트레이너에게 묻거나 유튜브 비디오로 학습해 올바른 자세를 익히는 걸 추천한다. 잘못된 자세로 하는 무리한 운동은 몸을 오히려 상하게 할 수 있기 때문이다.

더구나 남자분들은 남과 비교해 경쟁심에 무리하다 부상을 입는 경우가 많다. 그냥 주 3일을 채우는 마음으로 꾸준히 무리 없이 운동하다 보면 몸이 적응하게 되고 어느 시점부터 근력 운동으로 쾌감을 느끼는 시점이 온다. 몸이 적응이 다 되었기 때문인데 이때쯤이면 이미 본인도 근력 운동으로 인해 체력이 증진되고 자신감이 향상된 것을 느낄 것이다.

근력 운동은 성장 호르몬이나 남성 호르몬인 테스토스테론의 분비를 자극한다. 그래서 자신감이 넘치게 하고 젊어 보이게 만든다. 그리고 근육량이 늘어나면 기초 체력이 향상되어 같은 일을 해도 덜 지치고 활력이 더 생긴다. 그리고 주위 환경에 덜 예민해진다. 또한 근력 운동은 숙면을 돕는다. 나는 요즘도 잠이 오지 않는 밤은 푸시업을 좀 하고 나면 쉽게 잠이 든다.

지나친 것은 모자란 것만 못하다

항상 주의할 것은 지나친 운동으로 오히려 몸을 너무 지치게 하지 않도록 해야 한다. 아무리 좋은 것도 지나치면 독이 된다. 근력운동은 처음엔 주 3일 20~30분씩 가볍게 시작해도 좋다. 시간이 지나면 본인이 알아서 운동 강도와 시간, 빈도를 늘리게 될 것이다. 특히 환자분들은 자신의 몸에 맞춰 물 흐르듯이 흘러가야 한다는 것을 유념해야 한다. 보통 건강을 유지하기 위한 근력 운동은 의료계에서 주 2회를 권장하고 있으나 본인에게 무리가 되지 않는 선에서는 주 3~4회 정도를 하면 근육 성장을 가속시켜 효과를 빨리 맛볼 수 있다. 그러므로 할 수 있다면 주 3~4회 정도로 늘리는 것을 권장한다. 물론 무리가 된다면 주 2회도 좋다고 생각한다.

운동 시간은 역시 본인의 체력에 맞추면 되지만 한 번 할 때 1시간을 넘기지 않는 것을 추천한다. 일반적으로 한 번에 1시간이 넘는 근력 운동은 일반인들의 건강과 근육 성장에 크게 도움이 되지 않거나 오히려 역효과를 낼 수 있다는 연구 결과가 꽤 나와 있다. 나도 항

육식 혁명 카니보어

상 느끼지만 지나친 운동은 오히려 건강에 해가 될 수 있다.

근력 운동으로 체력에 자신이 생기면 자연스럽게 유산소 운동을 병행하게 된다. 거기다 운동 전후로 가벼운 스트레칭을 해주면 금상 첨화다. 나는 예전보다 근 매스근육 크기에는 신경을 안 쓴다. 우락부락한 몸도 좋지만 대학생 시절 옷을 아직도 입을 수 있는 몸에 만족한다. 오히려 무리하게 근력 운동을 하다 보면 피로물질인 젖산이 과다 축적된다. 젖산이 아무리 분비되어도 쉽게 처리할 수 있는 타고난 몸을 가진 사람도 있겠지만 나는 그런 쪽은 아니다. 그래서 나는 무리하려 하지 않는다. 몸매를 위해서 건강을 희생하고 싶지는 않다.

근력 운동을 기본으로 유산소 운동을 병행하며 유연성 운동으로 발전해가는 것이 허약한 체질이나 병중에는 더 낫다고 본다. 그리고 운동에 빠르게 취미를 붙이는 방법이기도 하다. 근육량이 있으면 어떤 운동을 해도 자신감이 있다. 또한 몸을 움직이는 것을 좋아하게 된다. 식사량도 많아지고 운동량도 빠르게 증가한다. 무리하지 않은 근력 운동으로 건강 자산의 기초를 마련하기 바란다.

마음 다스림

(명상과 호흡법, 종교)

몸과 마음은 서로 영향을 미친다

운동과 함께 나의 회복에 가장 큰 역할을 했던 것은 명상을 하고 마음을 수련하는 것이었다. 몸이 약한 상태에서 지속적으로 감정적 고통을 느끼고 정신적 스트레스를 받는다면 몸이 견딜 수가 없다. 몸과 마음이 서로 많은 영향을 미친다는 것은 이제 현대의학에서도 꽤 인정하는 개념이다.

수많은 성인병과 만성 질병의 원인으로 현대 의사들도 스트레스를 꼽고 있다. 신경을 많이 쓰거나 고민거리가 있을 때 속이 쓰리다거나 머리가 아파지는 등 몸이 직접 정신적 스트레스에 영향을 받는 것을 느낀 적이 있을 것이다. 기분이 나쁘면 소화가 안 되기도 하는데 특히 위장은 감정의 장기라고도 하듯이 감정의 영향을 많이 받는다.

그리고 실제 약효가 없는 가짜 약이라도 환자가 효과가 있다고 믿을 때 가짜 약이 환자에게 약효를 발휘하는 현상을 '플라시보 효과'라고 한다. 이는 마음이 치유에 미치는 효과를 짐작게 한다. 질병에 걸려도 긍정적인 환자가 부정적인 환자보다 훨씬 빨리 회복하고 예후도 좋다는 것은 통계적으로 증명되었다.

나도 몸이 아프기 전까지는 눈에 보이는 것만 믿는 물질주의자였다. 마음이란 실체 없는 허상이고 단지 두뇌의 작용으로 인한 부산물 정도로 생각했다. 그래서 질병에서 회복하려고 노력할 때 초기에는 마음을 거의 돌보지 않았다. 지금 생각해보면 치명적인 실수였다.

결국 몸의 상태가 악화되어 바닥을 쳤을 때 희망이 사라지며 마음도 무너져내렸다. 누구보다 강한 의지를 가지고 있다고 자부했으나 기약 없는 오랜 투병 생활을 견디어내기에 내 마음은 생각보다 강하지 못했다.

마음이 지옥이 되자 너무나 불안해지고 괴로워 죽고 싶은 마음까지 들었다. 그러자 몸은 더욱 급속히 나빠졌다. 그러고 나서야 본격적으로 마음을 돌보기 시작했다. 좀 더 일찍 몸과 마음 사이의 밀접한 관계를 알았다면 더 빨리 회복했을 거라는 아쉬움이 있다.

사람의 마음에는 항상 온갖 생각이 나타났다 사라진다. 사실 그 생각이 마음과 동일한 것이다. 자신이 깨닫지 못할 뿐이지 생각의 흐름은 끝이 없다. 그래서 '의식의 흐름'이라는 말도 있지 않은가?

그런데 마음은 돌보지 않으면 부정적으로 흐르기 쉽다. 특히 자신의 뜻내로 세상이 흘러가지 않을 때 이를 겸허히 수용하고 자신의 부족한 점을 돌아보며 자신을 발전시키는 계기로 삼아야 하지만 이는 쉽지 않다. 세상을 원망하며 부정적으로 흐르기 쉽다. 수용도 노력이 필요한 것이다. 부정적이 되는 것은 노력이 필요하지 않지만, 긍정적이 되는 것은 많은 노력이 필요하다.

명상의 효과

나는 정말 인생의 막다른 골목에서 명상을 시작했고 처음 시작했을 때는 거의 하루 종일 명상을 했다. 다른 방법으로는 이 위기를 빠져나갈 길이 안 보일 만큼 마음이 급박해서 목숨 걸고 했던 것 같다. 그러자 마음의 불안과 두려움, 회한이 조금씩 사라지는 것을 느꼈다. 그리고 몸도 아주 조금씩 회복되기 시작했다.

우리가 하는 하루하루의 부정적인 생각이 얼마나 몸과 마음에 치명적인 해를 끼치는지 모른다. 물론 단기적으로는 그 효과가 눈에 보이지 않겠지만 그것이 쌓이면 몸에 치명적인 독이 된다. 명상을 하는 것은 쌓인 마음의 독을 해독하는 것이고 외부의 여러 가지 변화에 쉽게 흔들리지 않는 고요하고 평화로운 마음의 힘을 기르는 것이다.

나도 명상을 하고 있지만 더 고요하고 평화로우며 흔들리지 않는 마음을 갖기 위해 정진하고 있다. 마음이 행복하면 외부의 물질적 성공이나 명성에 크게 휘둘리지 않게 된다. 이미 만족을 알기 때문이다. 그렇다고 아무것도 하지 않으려는 무기력한 마음이 아니고 행하되 집착하지 않는 마음으로 행한다. 그래서 자유롭다. 그러나 마음의 습관은 끈질긴 것이라서 계속해 갈고닦지 않으면 다시 때가 묻는다.

마음속의 분노, 질투, 열등감, 증오, 원망, 두려움, 절망 등 수많은 부정적인 감정들은 자신을 갉아먹는 해충들이다. 그 감정들이 왜 생겼는지를 돌아보고 마음에 맺힌 것을 스스로 풀어야 한다. 자신과 남을 용서하고, 자신과 남을 있는 그대로 사랑하며 마음을 치유하다 보면 몸의 치유도 가속도가 붙는다. 출발점은 현실을 인정하고 받아들이는 것부터다. 수용은 위대한 마음이다.

나도 마음이 치유되면서 얼마나 깊은 고통의 수렁 속에서 그동안 마음이 고통받고 있었는지를 깨달았다. 마치 오랫동안 박혀 있어서 그 아픔에 익숙해져 버린 가시처럼 가시가 뽑혀져 나간 후에야 편안함과 자유로움을 알게 되고 그동안 가시가 야기했던 고통을 실감하게 되는 것이다.

마음을 비워야 에너지가 들어찬다

긍정적이고 마음이 따뜻한 사람들과 사귀라. 그들로부터 위로받고 그들의 온정과 사랑이 당신에게 전염된다. 그들의 긍정성이 당신을 감화시키고 당신의 회복을 돕는다. 혼자 있다 보면 마음이 부정적으로 흐르기 쉽다.

혼자 있더라도 마음을 적극적으로 수련해야 한다. 영적인 감동을 주는 글을 읽고 스승들의 말씀을 들으며 명상을 통해 마음을 고요히 하고 욕망을 내려놓으면 마음은 빈 공간에 충만한 에너지를 채운다. 그리고 마음은 남는 에너지로 스스로 치유를 시작한다. 욕망을 붙들고 있으면 마음은 욕망을 이루기 위해 쉴 수가 없다. 욕망을 이루지 못해서 애달프고 이루고 나면 잃을까 두렵다.

일단 욕망을 추구하기에 충분한 건강을 회복하고 나서 다시 그 욕망을 좇아도 늦지 않으니 회복되기 위해서는 일단 내려놓아야 한다. 몸이 힘들어한다는 것은 자신이 지닌 욕망의 무게를 몸과 마음이 견디기 힘들어하는 것일 수 있다. 일단 짐을 내려놓고 몸과 마음의 회복을 기다려야 한다. 꿈을 포기하라는 것이 아니다. 진정한 자신의 꿈은 결국 다시 찾아가게 마련이다.

너무 지쳐 있다면 쉬는 것이 먼저인데 현대인은 대부분 몸이 지쳐 있다기보다 마음이 지쳐 피곤하다. 명상과 마음 수련은 마음에 진정한 휴식을 준다. 좋은 책을 읽거나 진지하게 인생을 돌아보고 사고하는 것도 좋다. 기도하는 것도 좋다. 어떤 식으로든 종잡을 수 없이 쉽게 부정적으로 흐르는 생각을 끊고 다시 돌아보는 계기가 필요하다.

내가 몹시 아팠을 때 마음 그릇이 작아서 아픈 거라고 말씀하신 분이 계셨는데 그 당시는 동의하지 못했지만, 지금은 왠지 수긍이 된다. 그 당시 이룰 수 없는 욕망에 좌절해 세상을 미워하고 분노로 자신을 괴롭힌 것 같다. 주위를 돌아보지 못하고 이 세상을 위해 뭔가를 하려는 큰마음 없이 좁은 마음에 세상을 담으려 욕심만 부리다 그릇이 깨어진 것일지도 모른다.

자신이 지금 몹시 힘들고 아프다면 먼저 자신에게 물어보는 것도 좋다. 나는 나 자신을 진정 있는 그대로 인정하고 사랑했는가? 나는 내 주변의 다른 사람들을 판단하지 않고 받아들이며 사랑했는가? 나는 이 세상에 감사하고 뭔가 돌려주기 위해 노력한 적이 있는가? 나는 나의 삶을 사랑하는가? 내 삶에는 어떤 의미가 있는가?

육식 혁명 카니보어

대답에 자신이 없다면 이미 너무나 지쳐 있을 자신의 마음을 돌볼 때가 아닌가 한다. 자신의 마음에 문제가 있다고 인정하는 것도 용기가 필요하다. 건강한 몸에 건강한 마음이 깃들기도 하지만 건강한 마음은 건강한 몸을 만든다. 그리고 행복은 결국 마음에 달려 있다. 지금 괴로움에 처했다면 원망보다는 그 짐을 내려놓고 마음을 비우라. 반드시 그 빈 공간에 에너지가 가득 찰 것이다.

자신에게 맞는 호흡법이나 종교를 찾아라

온갖 생각으로 머리가 가득 찬 현대인은 명상을 하기 어려워하는 경우가 많다. 그런 경우 호흡법을 시도해보는 것이 좋다. 명상과 별개로도 호흡법은 건강을 증진하는 훌륭한 수단이다. 단전호흡이나 복식호흡이 대표적인 호흡법인데 지속적으로 하면 체내에 많은 산소가 공급되어 피로가 빠르게 회복되며 에너지가 들어차는 것을 느끼게 된다. 단전이나 아랫배에 집중하게 되면 명상의 효과도 있어 마음이 고요하고 평화로워진다. 무리하게 호흡을 늘리려 하지 않는다면 단전호흡이나 복식호흡은 부작용이 별로 없다.

현대인은 많은 스트레스로 인해 호흡이 얕아져 있다. 마음의 여유가 있을수록 호흡은 깊어진다. 아기들이 복식호흡을 한다는 사실은 많이 알려져 있다. 어른이 되어가며 우리의 호흡은 점점 얕아지며 위로 올라간다. 사람은 죽기 직전에 목에서 깔딱깔딱 숨을 가쁘게 쉬다가 운명한다. 호흡이 깊은 것이 우리 본연의 모습이다.

호흡법은 매우 다양한데 인터넷에서 조금만 검색하면 많은 호흡법을 찾을 수 있다. 그중 자신에게 맞는 것을 하면 된다. 기본적인 원리는 코로 호흡을 길게 들이쉬고 내쉬는 것이다. 들이쉬는 숨은 반드시 코로 하는 것이 좋고 내쉬는 숨은 필요에 따라 입으로 할 수도 있다. 내쉬는 숨을 길게 하며 배를 살짝 당기면 들이쉬는 숨은 저절로 배가 부풀며 길어진다. 호흡 사이에 숨을 잠시 멈추거나 항문을 조이는 것도 모두 에너지 증진에 도움이 되므로 각자의 필요에 맞게 실천하면 된다.

나는 최근에 배가 부풀어 오르도록 숨을 들이쉬고 잠시 참으며 10초 정도 항문을 조인 뒤 천천히 내쉬는 것을 20회 정도 반복하는 방법을 선호하는데 이는 시오야 노부오 박사가 주창한 호흡법이다. 연속으로 하기가 힘들면 사이사이에 평소의 호흡을 넣으면 된다. 그리고 하버드의 앤드류 웨일 박사가 주창한 478호흡법도 좋다. 4초 동안 들이쉬고 7초 동안 숨을 참은 뒤 8초 동안 숨을 내쉬는 호흡법이다. 긴장 완화와 숙면에 도움이 된다. 그 외에도 다양한 호흡법이 있으니 자신에게 맞는 방식을 선택하면 된다.

또한 자신에게 맞는 종교를 찾는 것도 마음에 많은 위안과 평화를 가져다준다. 더구나 교인들과의 만남에서 얻게 되는 연대와 지지는 몸과 마음의 치유에 큰 도움이 될 수 있다.

척추의 정렬과
올바른 체형

체형을 바로 잡아야 할 필요성

사실 뒤틀린 체형을 바로잡는 것이 건강에 매우 중요하다는 것을 발견한 것은 최근의 일이다. 나는 학창 시절부터 만성피로증후군을 앓았기 때문에 학교의 쉬는 시간마다 책상에 기절한 듯이 엎드려 잤다. 이것이 척추의 변형을 심하게 가져올 줄은 몰랐다.

성장기라 영향이 더 컸겠지만, 등이 둥글게 말렸고 특히 목덜미 바로 밑 경추와 흉추가 만나는 곳이 앞으로 심하게 굽어 있었다. 그 결과 거북목이 되었고 앞으로 쏠린 머리가 목에 과중한 부담을 주다 보니 가만 있어도 피로가 심해졌다.

거기다 골반의 정확한 위치도 중요한데 현대인들은 많은 경우 골반이 전방 경사(허리가 과하게 앞으로 휘어져 엉덩이가 들림), 후방 경사(허리가 다소 뒤로 휘어져 엉덩이가 처짐)로 고통받는다.

후방 경사가 있는 사람은 납작 엉덩이가 되기 쉬운데 나는 운동을 열심히 해서 엉덩이가 납작하지 않았다. 그래서 골반이 정상이라고 착각했는데 알고 보니 후방 경사가 있었다. 후방 경사가 있는 것을 판별하기 위한 방법이 여러 가지 있지만 의자에 앉을 때 습관적으로 골반을 앞으로 빼서 앉는 사람은 후방 경사를 의심해볼 수 있다. 전방 경사는 심한 오리 엉덩이로 골반이 뒤로 젖혀져 있는 경우이다.

사람들은 뒤틀린 척추나 골반의 영향을 쉽게 눈치채지 못할 수도 있다. 항상 피로감이 있거나 불편한 것도 익숙해지면 그러려니 하고 사는 것이다. 그러나 일단 교정을 해서 바른 자세가 되고 나면 에너지의 비약적인 상승과 피로감이 많이 사라지는 것을 느낄 수 있다. 나도 교정 후에야 척추와 골반의 정렬이 얼마나 중요한지 실감하고 있다.

나의 경우 목덜미 바로 아래 척추가 굽은 상태로 운동을 해서 가슴 근육이 발달하다 보니 라운드 숄더(어깨가 앞으로 쏠림) 증상이 있었다. 이는 일종의 연쇄반응인데 등이 굽으면 라운드 숄더가 될 가능성이 높고 거북목이 되어 목의 통증을 불러오며 골반 후방 경사가 일어날 수 있다. 연쇄적인 결과를 일으키는 것이다. 나는 날씬한데도 등이 굽고 그래도 머리를 들어야 하니 목덜미에 살이 접히는 현상이 일어났다. 이걸 가지고 아내가 놀리곤 했다.

좋지 못한 체형은 단지 시각적으로 보기 안 좋을 뿐만 아니라 건강에 매우 안 좋은 영향을 미치는 것을 알아야 한다. TV에 자주 나오시던 서재걸 박사님도 척추 건강을 매우 강조한다. 장기의 건강과 몸의 면역이 올바른 척추 상태와 밀접한 연관이 있다고 말씀한다.

체형을 교정하는 방법

체형 교정 방법은 여러 가지가 있겠지만 내가 경험한 바로는 한의원의 골타 요법이 어느 정도 효과가 있었고 본인이 정확하게 바른 체형을 인지하고 있다면 그에 맞춰 근육을 만드는 근력 운동이 매우 효과적이다. 결국 골격을 잡아주고 지탱해주는 것은 근육이다. 그래서 근육이 제자리를 잡고 충분히 강하지 못하면 체형이 안 좋은 습관에 의해 교정 후에도 원래의 체형으로 돌아갈 수 있다. 본인이 지식적으로 자신이 없다면 PT Personal Training를 받거나 필라테스를 하는 것도 좋으리라 생각한다(아쉽게도 나는 필라테스는 아직 해보지 못했다). 이 운동들이 근육이 제자리를 잡고 좋은 체형을 잡아주는 데 효과적이라고 생각한다.

짧아진 근육들을 스트레칭해 늘려주고 약해진 근육들을 운동으로 강화해 체형을 바로잡아야 한다. 가슴 근육이 보기에는 더 두드러질지 몰라도 체형을 잡아주는 것은 등 근육이다. 등 근육을 강화하면 올바른 체형을 유지하기가 쉬워진다. 그리고 폼롤러 위에 드러누워 폼롤러를 굴리며 그 위에서 척추를 마사지해주면 척추교정에 도움이 된다. 목뼈는 폼롤러로 교정하는 것이 적절치 않으므로 척추만 마사지하는 것을 추천한다. 그리고 디스크 환자는 폼롤러 사용을 피하는 것이 좋다.

각자의 체형에 다소 차이가 있으니 전문가들의 도움을 받는 것도 좋겠고 스스로 공부하고 자신의 몸을 관찰해 지속적인 교정을 하는 것도 좋다. 내 경우는 골타 요법으로 교정 효과를 봤지만, 한계를 느껴 스스로 공부하고 운동하며 체형을 계속 교정하고 있고 상당한 효과를 봤다.

체형이 바르게 되면 운동 수행 능력도 비약적으로 늘어나고 체력 자체가 좋아짐을 느끼게 된다. 머리의 사고도 명료해지고 생산성이 높아진다. 또한 체형이 보기 좋으면 당연히 몸매가 예뻐 보이고 같은 옷을 입어도 훨씬 멋있어서 자신감을 가지게 된다. 명품 옷을 사는 것도 좋지만 좋은 체형을 만들어 몸을 명품으로 만들면 비싸지 않은 옷을 입어도 맵시가 살아난다. 건강에도 너무나 중요하고 멋진 몸매도 가질 수 있는 체형 교정을 시작하지 않을 이유가 없다.

이상으로 내가 만성피로증후군을 극복하고 건강한 몸을 가지게 된 4가지 주요 방법을 나열해보았다. 개인 차이는 있겠지만 직접 실천해보고 자신에게 맞는 방법을 꾸준히 지속한다면 좋은 결과가 생길 거라고 자신한다. 모든 고통은 반드시 끝이 있다고 믿는다. 삶이 즐거운 선물을 가지고 여러분을 기다리고 있다. 여러분의 노력은 반드시 보상받을 것이다.

| 감사의 인사 |

해외 카니보어 전문가들의 인터뷰

내가 40살이 넘어가면서 망가졌던 몸을 회복하고 건강을 되찾는 과정의 중심에는 많은 분들과 여러 단체가 이로운 마음으로 나누고 공유한 수많은 정보와 자료들이 있었다. 나는 그들에게서 수많은 통찰과 도움을 받을 수 있었고 이 글을 써 나가는 동안 그들에 대한 감사와 경외심이 한층 더 증폭되었다. 이 책이 출간되면 도서관 비치를 원한다는 답신을 준 웨스트 프라이스 재단, 팔레오 메디시나, 웨스트 프라이스 재단 서울챕터 리더 프리미티브, 기능의학 의사 이영훈 원장님, 소신을 가지고 건강과 식단 관련 책을 출간하신 모든 작가님들, 책을 출간할 수 있도록 용기를 복돋아 주신 책과 강연 대표님, 전래 식단 커뮤니티 멤버들, 그리고 함께 식단을 꾸려나가는 가족에게 이 글을 통해 무한한 감사와 축복을 전한다. 나도 마지막까지 독자 여러분이 조금 덜 아프고 방황하길 바라는 마음으로 나에게 많은 통찰을 주고 있는 숀 베이커 박사와 로버트 킬츠 박사의 인터뷰 내용을 통해서 내가 전하고 싶은 말을 요약해보고자 한다.

interview

<u>숀 베이커 박사</u> (본인은) 의사이고 프로 럭비선수였고 직업군인으로 아프가니스탄전에도 참전했다. 40대 중반에 들어서며 컨디션이 예전 같지 않았고 잠을 잘 못 잤으며 혈압이 약간 높았다. 그리고 당뇨병과 대사증후군 전 단계였다. 나는 이미 운동광처럼 운동했고 정크푸드는 먹지 않았다. 그리고 다른 사람들처럼 저지방, 저칼로리 식단을 먹었다. 많은 야채를 먹고 약간의 단백질을 섭취하고 살을 뺐다. 살이 빠지는 효과는 있었지만 (몸의) 상태는 비참했다. 그리고 지속가능하지 않다고 느꼈다.

그다음 팔레오 식단, 저탄수화물 식단, 키토제닉 식단을 5~6년간 이어갔다. 그리고 하루 이틀을 카니보어 식단에 도전하다가 어느덧 30일이 되었고 온라인에서 나의 도전을 알렸다. 이런 미친 식단을 하다가 심장마비가 오거나 괴혈병에 걸리거나 섬유소 부족으로 장이 망가질 거라고 생각했다. 섬유소가 부족해서 장 속의 미생물이 장을 갉아먹을지도 모른다고 생각했기 때문이다. 하지만 아무 일도 일어나지 않았고 오히려 10~15세 젊어진 기분이었다. 식단을 시작한 지 30일 후 원래 식단으로 돌아갔다. 원래 내

육식 혁명 카니보어

나이인 50대가 다시 느껴졌다. 그래서 다시 카니보어 식단으로 돌아갔고 이제 6년째 이 식단을 유지해오고 있다.

이소미 어쩌면 나와 이렇게 비슷한 과정을 겪었는지 탄식과 감탄사가 절로 나왔다.

손 베이커 박사 나는 여전히 의사 면허를 가지고 있으나 진찰은 잘 하지 않는다. 증상과 질환의 관리만 할 뿐 실질적으로 치료하지 못하는 현대 의료 시스템에는 문제가 있다. 기존 의학계나 일반인들로부터 많은 반발이 있었다. 그러나 약을 끊고 체중이 줄어들고 크론병이 치료되는 등 많은 증거들이 있다. 아직 이 식단을 뒷받침하는 과학적인 증거가 충분하지는 않지만 실제로 효과를 본 많은 환자들이 증거라고 생각한다.

나는 반드시 모든 사람이 카니보어 식단을 해야 한다고 믿지 않는다. 키토제닉 식단이 모든 종류의 질환에 이로운 효과를 보여준다는 연구가 많이 있다. 나는 내가 키토시스 상태인지 신경 쓰지 않는다. 케톤수치가 내가 건강한지를 확실히 알려줄 수는 없기 때문이다.

카니보어 식단을 해도 효과가 없다면 하지 말라. 비건 식단처럼 이데올로기가 아니기 때문이다. 가공식품을 먹지 않아야 하는데 키토제닉 식단에는 키토 정크푸드가 많다. 미국인 식단에 60% 정도가 초가공식품이다. 그리고 동물 단백질이 식물 단백질보다 확실히 우수하다. 그것을 입증하는 많은 연구가 있다. 엄청난 근육질이 될 필요는 없지만 어느 정도의 근육량이 필요하다. 적정한 근육량이 우리 건강에 이롭다. 비만은 근감소증과 관련 있다. 특히 여성에게 적정한 근육량이 중요하고 고기를 먹고 가공식품을 멀리 하는 것이 중요하다.

로버트 킬츠 박사 섬유질fiber의 효과는 무엇인가?

손 베이커 박사 혈당 변동성과 관련해서 섬유질을 섭취하면 혈당 변동폭이 작아진다. 그리고 내장 세균총이 섬유소를 먹고 단쇄지방산, 주로 낙산염을 생성한다. 이것이 장 내벽에 영양을 공급하고 보호한다. 그리고 섬유질이 포만감을 주기 때문에 체중 감소나 콜레스테롤 감소가 일어날 수 있다. 하지만 탄수화물을 배제한 식단에서는 혈당 변동성의 문제가 없다. 고기 식단이 포만감을 주기 때문에 섬유질의 포만감을 주는 효과는 상쇄된다.
또 하나의 논점은 낙산염인데 저탄수화물 식단에서 케톤 수치가 어느 정도 올라가면 낙산염과 유사한 베타 하이드록시 낙산염이 생성되어 내장점막세포는 건강해지고 혈관이 잘 생성된다. 따라서 외부의 세균총에 의해서든 체내의 베타 하이드록시 낙산염을 통해서든 여전히 낙산염이 충분히 공급된다. 정크푸드를 먹는 사람들은 섬유질의 덕을 보지만 건강한 식단을 먹는 사람들에게는 효과가 사라진다.

이소미   어쩌면 이 생각도 나와 완전히 일치해서 연신 고개를 끄덕거리며 환희에 싸였다. 나의 경험으로만 보더라도 육식을 하면 섬유질이나 유산균 등을 먹고 장의 세균총을 개선할 필요를 전혀 느끼지 못한다. 우리의 소화기관은 풀을 먹고 4개의 위장관을 통해 발효시키고 중화시키는 소와 같지 않다. 따라서 우리가 식물을 먹으면 그것의 발효나 중화를 돕는 세균총과 그것들의 먹이인 섬유질도 함께 챙겨야 할 필요성이 생긴다고 본다. 이 얼마나 번거롭고 인위적이고 아이러니한 상황인지 모르겠다. 사람이 식물성 식품을 먹지 않으면 식물을 소화시키기 위한 세균총도 필요 없고 따라서 세균총의 먹이가 되는 섬유질도 필요 없다고 생각한다. 나의 경험상 섬유질은 오히려 장을 긁고 변 부피만 키울 뿐이다.

로버트 킬츠 박사   지방 음식에 대해서는 어떻게 생각하는가? 나는 이것이 당뇨를 일으키는 원인과도 연결된다고 보는데 내 여동생과 52세의 건강한 의사였던 친한 친구도 당뇨로 죽었다. 이 부분을 깊게 파보니 지방은 질병과 관계가 없다는 걸 이해하게 되었다. 사실은 사냥 동물인 우리가 먹게 되어 있는 음식동물성 식품보다 방목 동물들이 먹게 되어 있는 음식식물성 식품이 우리에게는 실제 독이라고 생각한다.

숀 베이커 박사 나도 우리가 곡물을 먹게 설계된 생물은 아니라고 생각한다. 그것은 우리의 진화의 일부가 아니다. 인간 존재를 호모 사피엔스보다 더 멀리 거슬러 올라가보면 많은 증거들이 있는데, 우리는 확실히 많은 고기와 고기의 지방을 먹었다. 농업이 문명의 탄생을 촉진시켰는지는 모르지만 개인의 건강이라는 대가를 치르게 했다. 뇌의 용량이 150cc, 약 10퍼센트 정도 줄어들었고 치아나 뼈 건강이 약해졌다.

식물 식단 옹호자들은 말한다. 당뇨병은 지방이 세포 구조 사이에 꽉 끼어 있어서 인슐린 수용체와 신호를 보내는 분자들이 제대로 작동하지 못하도록 한다고, 그것이 세라마이드 축적과 혈류 속의 포화지방과 특히 폴리메릭산polymeric acid 때문이라고, 어느 정도 사실이지만 폴리메릭산은 주로 간에서 생성되고, 보통 과식에 대한 반응으로 생성된다. 지나친 칼로리나 과당의 섭취에 의해서, 탄수화물을 혈액 속에 떠다니는 지방으로 바꾸는 지방생성과정에서 세포 구조가 꽉 막히게 되는 것이다.

2013년에 제프 볼릭Jeff Volek은 포화지방을 먹는 것은 혈류 속에 떠다니는 지방과 관계가 없다는 것을 연구를 통해 보여주었다. 하지만 나는 키토제닉 다이어트에서 말하듯 고농축된 지방을 우리가 무제한적으로 먹도록 설계되었다고 믿지도 않는다. 오히려 5만 개의 각각 다른 영양소를 포함한 립아이 스테이크를 먹는 것이 더 자연스럽다. 그 영양소들이 구체적으로 무엇들인지 모두 아는 것은 아니지만. 고농축된 영양소를 먹는 것은 자연스럽지 않다. 예를 들어 프로틴 파우더는 밀가루나 설탕과 다르지 않다. 자연에서 고농축 영양 가루를 어디서 발견할 수 있겠는가? 우리가 이전에 노출되지 않았던 이런 영양분의 급속한 흡수는 정상적인 소화 과정을 우회하고 방해한다.

로버트 킬츠 박사 백색육과 적색육의 적합한 섭취 비율은 어떻게 되어야 하나?

숀 베이커 박사 텔아비브 대학Tel Aviv unviversity의 미키 밴도어Miki Ben-dor가 인간의 사냥과 진화에 관한 흥미로운 논문을 발표했는데 화석 자료나 인간의 생체 및 유전 연구를 통해 인간은 매우 육식동물에 가깝다는 것이다. 그리고 인간이 맘모스나 마스토돈 같은 메가포나 동물들을 많이 사냥해 먹었다는 것이다. 그리고 큰 동물일수록 지방 함량이 높다. 그래서 현대인들도 충분한 지방을 먹어야 한다고 본다.

단백질 섭취량의 상위 한계를 35%로 하는 권고안이 있다. 이것이 타당한지는 모르겠지만 절대적 섭취량이라기보다는 권고에 가깝다고 생각한다. 칼로리 섭취량의 50% 미만을 지방에서 섭취했을 때 장기적인 식단 성공을 하기는 어렵다. 사람에 따라 다르지만 80~85%까지 지방을 섭취하는 경우도 있다.

로버트 킬츠 박사 당뇨나 뇌졸중 같은 병을 키토제닉 식단으로 치료하려는 시도가 있고 다른 질병이나 부작용을 양산하는 약품을 강요하는 사회에 대한 문제도 있다. 카니보어 식단을 시작하는 사람들에게 어떻게 조언하는지?

숀 베이커 박사 대부분의 사람들이 섭취하는 음식은 문제가 있다. 그리고 많은 사람들이 비만을 겪고 있다. 그래서 나는 사람들에게 영양가가 높은 음식을 최대한 먹으라고 조언한다. 얼마나 먹어야 하는지 물으면 컵케이크를 먹고 싶지 않을 만큼 먹으라고 말한다.

이소미 완전히 공감한다.

숀 베이커 박사 나는 단백질의 열렬한 팬이다. 보통 식단 기준은 단백질 섭취량을 부족하게 추천한다. 나는 단백질이 당신을 늙게 하거나 사망하게 하지 않는다고 생각한다. 그리고 섭취한 단백질이 작용하도록 활동을 해야 한다. 그리고 카니보어 식단은 관절염과 건염에 아주 효과가 좋다. 그래서 통증 때문에 못 걷던 사람들도 걷고 운동할 수 있다. 출발점은 익숙한 탄수화물이나 식물성 음식을 먹지 않고 동물성 음식으로 배를 채우는 것이다.

로버트 킬츠 박사 생선에 대해서는 어떻게 생각하나? 육지의 동물과 비교해서.

숀 베이커 박사 나는 99% 적색육을 먹는다. 보통 생선이 나쁘다고 생각하지는 않지만 본능적으로 끌리지는 않는다. 원시 생활을 생각해보면 코끼리를 잡는 대신 새나 생선을 쫓아다니는 것은 시간적으로 효율적이지는 않다. 그리고 오메가3를 방목한 동물에서 얻을 수 있다. 따라서 생선은 식단에서 나쁘지는 않지만 해산물 카니보어가 성공한 예는 본 적이 없다. 어떤 이유에선가 반추동물의 고기가 대부분의 사람에게는 핵심적인 식단이 되는 것 같다.

로버트 킬츠 박사 식사의 횟수와 단식에 대해서는 어떤가?

숀 베이커 박사   인간에게 단식은 자연스러운 것이라는 믿음이 있다. 라마단 같은 풍습도 있다. 내 견해로는 아마 선사시대인들은 자주 먹지는 않았을 것이다. 아마 하루에 한 번 아니면 두 번 정도였을 것이다. 나도 하루 종일 대부분 배가 고프지 않다. 90% 정도는 하루에 두 끼만 먹는다. 대부분의 사람에게는 하루에 필요한 열량을 한 끼의 식사로 채우는 것은 어려울 것이다.

문제는 대부분의 미국인들이 16시간을 끊임없이 먹는 것이다. 그것은 우리가 해서는 안 될 일이다. 대부분의 간식이 영양분이 별로 없고 열량만 있어서 포만감을 주지 못하기 때문이다. 그리고 인슐린 수치가 오르락내리락한다. 비만으로 고통받는 사람이나 포만감을 못 느끼는 사람들은 단식의 도움을 받을 수 있다. 다만 좋은 식단을 유지하면 단식은 필요 없다. 단식으로 근 감소가 일어날 수 있으므로 적당한 단백질 섭취와 근력 운동을 하는 것은 좋은 전략이다.

로버트 킬츠 박사   유산소 운동, 근력 운동, 저항 운동, 산책 등 추천하는 운동과 식이요법에 대해서 말해달라.

숀 베이커 박사   당신의 성별이나 나이와 상관없이 나이가 들어감에 따라 근력 운동은 특히 중요하다. 근력은 당신을 보호한다.

육식 혁명 카니보어

근력은 수명 연장과 관계 있고, 심혈관 질환, 퇴행성 질환 및 당뇨로부터 몸을 보호한다. 규칙적인 근력운동은 매우 중요하다. 물론 유산소 운동 또한 중요하다. 두 가지를 한 번에 하는 방법으로 인터벌 트레이닝이 매우 효과적이다. 또한 산책 같은 꾸준히 오래 할 수 있는 운동도 좋다. 일주일 동안 실패지점까지의 푸시업을 10세트 하는 것도 좋다.

로버트 킬츠 박사 나는 사람들에게 일어나면 나가서 몸을 움직이는 것이 중요하다고 말하는데, 저항 기구를 사용하지 않고 자신의 체중을 이용해 운동하는 것도 70세가 가까운 집단에게 좋다.

숀 베이커 박사 식단을 바꾸면 큰 고통 없이 운동할 수 있다. 힘들고 아프면 운동하기 어렵기 때문이다. 선순환에 들어가면 계속해서 발전하고 외모도 더 좋아진다. 그리고 마치 복음전도사처럼 떠들고 다니게 된다.

로버트 킬츠 박사 이것이 얼마나 기분 좋은지 우리는 알기에 세상과 이를 공유하려 한다. 나는 카니보어를 10년 넘게 해왔다. 전에는 잦은 부상과 각종 질병, 허리 통증 등이 있었지만 모두 사라졌다. 나는 이것이 모두 장과 관련이 있다고 보는데, 장에서 염증을 제거하면 몸의 나머지 부분에서도 염증을 제거할 수 있다.

손 베이커 박사 관절과 관련해서 여러 가지 요인이 있다. 장의 기능, 염증, 누수, 생태계 등에 분명히 중요한 역할을 한다. 2019 년 앨라배마 대학에서 높은 인슐린 수치에 대해서 연구했는데 우리는 항상 높은 인슐린 수치를 유지할 수는 없다. 식단이 영향을 미치는데 높은 인슐린 수치는 관절 사이에 윤활유 역할을 하는 활액에 영향을 미친다. 관절이 높은 인슐린 수치에 만성적으로 노출되면 염증을 일으키는 염증성 사이토카인inflammatory cytokine이 생성되고 이는 관절에 악영향을 미치고 관절염으로 이어진다. 나는 관절염은 많은 경우에 대사질환의 결과라고 생각한다. 관절염은 단순히 나이가 들고 많이 걷고 관절이 닳아 발생하는 것이라기보다는 몸에 염증이 많고 몸속에 남아도는 지방이나 지방세포 그리고 염증성 사이토카인의 생성 등이 원인이 된다.

로버트 킬츠 박사 나의 기본적 이론은 우리의 진짜 문제는 고혈당증이라는 것이다. 식물 기반 식단은 우리가 태어나서 죽을 때까지 포도당이 항상 몸 속을 순환하게 만든다. 우리의 장은 항상 탄수화물로 가득 차 있고 결코 비우지 않는다. 섬유질 같은 복합 탄수화물을 먹기 때문에 하룻밤 또는 하루 종일 단식을 하더라도 위장관은 항상 소화시켜야 하는 탄수화물로 가득 찬다. 요즈음은 유아식도 식물 기반 이유식이라서 모유와 정반대로 영양이 부족하다.

손 베이커 박사 우리 조상 중에 비건 등의 채식을 시도한 종은 멸종했다.

로버트 킬츠 박사 나는 사람의 유산이나 사산, 불임 등이 가축에게 일어나는 것과 같은 문제라고 본다. 식물 독소나 다른 문제들이 질병을 유발한다.

손 베이커 박사 다낭성난소증후군이나 월경 곤란, 폐경증후군, 불임 등이 식단을 바꾸었을 때 좋아졌다는 사례가 꾸준히 있다.

로버트 킬츠 박사 피임약이나 낙태약이 식물로 만든 제품이라는 걸 감안하면 식물 기반 식품을 많이 섭취하고 동물성 지방을 적게 섭취하는 과정에서 우리가 질병을 앓게 되는 것은 당연한 것이 아닌가 생각한다. 술에 대해서는 어떻게 생각하는가?

손 베이커 박사 술은 건강에 좋은 음식은 아니라고 생각한다. 술을 적당히 마시기는 어렵다. 나도 때로는 와인을 한두 잔 마시지만 건강에 좋기 때문에 마신다는 생각은 하지 않는다. 사람들이 술을 마시는 것이 식단에 어떤 영향을 미치는지 묻곤 하는데 포화지방은 에탄올이 간에 미치는 손상으로부터 보호하는 기능이 있다는 연구가 있다. 따라서 술을 마시려면 스테이크와 함께 즐겨라. 하지만 사람들에게 술을 마시라고 장려하지는 않는다.

<u>로버트 킬츠 박사</u> 나는 과학은 단지 믿음 체계의 출판물이라고 생각한다. 그래서 진실이 아닐 수도 있다. 최근에 제임스 헨리 샐리스버리James Henry Salisbury 박사의 흥미로운 책을 접했다. 그는 1850년 알바니 의대를 졸업했고 화학자이며 현미경을 사용했다. 남북 전쟁에서 이질로 죽어가는 병사들에게 스테이크와 커피를 주었는데 모두가 회복했다고 한다.

<u>숀 베이커 박사</u> 샐리스버리 전에 1700년대 후반에 스코틀랜드 외과의사인 존 롤로John Rollo도 있다. 그는 고기 식단으로 당뇨병을 치료하였다. 세계를 지배한 몽골족과 바이킹을 예로 들어보자. 이 두 집단은 수렵 집단이었지 풀을 먹거나 농사꾼들은 아니었다.

<u>로버트 킬츠 박사</u> 나는 주 의료 위원회에 고발도 당했고 내가 가

육식 혁명 카니보어

르치는 의대에서 카니보어 식단에 대해서는 말해서는 안 된다는 경고도 받았다. 나는 이 말을 당뇨로 두 다리를 잃은 의사에게 들었다. 카니보어 식단에 그나마 친화적인 의사들에게는 어떻게 영감을 주어야 할까?

숀 베이커 박사 현재 의료체계는 망가졌다. 게임의 규칙이 싫으면 나가야 한다. 우리가 비난을 받더라도 버텨야 한다. 숨기거나 포기할 수 없다. 진실은 끝내 밝혀질 것이다. 이미 유행이 끝났다고 말하는 사람들도 있지만 구글 트렌드는 보여준다. 카니보어 인구는 증가하고 있다는 것을. 많은 사람들에게 효과가 있기 때문이다. 진실을 영원히 숨길 수는 없다.

로버트 킬츠 박사 오랫동안 의학적인 문제를 겪던 사람들이 단지 2~4주 만에 문제들이 사라지는 것을 보아왔다. 여전히 비만인 사람들도 있지만 비만이 질병의 원인은 아니다. 원인은 창자 속에 있는 것이다. 알코올을 뿜어내며 발효되고 있는 섬유질이 그것이다. 나는 섬유질이 식단에서 치명적이라고 생각한다. 그리고 저혈당이 고혈당보다 더 치명적이다. 건강한 사람들이(수치적으로 건강한 사람이라고 이해한다) 암이나 불임 문제를 겪는 것을 너무 많이 봤다.

<u>숀 베이커 박사</u> 키토제닉은 인간의 생리에 관한 것이라면 카니보어는 음식에 관한 것이다. 우리 면역의 대부분은 우리의 장 속에 있다. 우리의 장은 흡수하기 위해 만들어졌는데 잘못된 것들을 집어넣으면 문제가 된다.

모든 사람이 조금 덜 아프고 조금 덜 방황하길 바라는 인류애를 가지고 훌륭한 정보와 통찰을 나누고 있는 로버트 킬츠 박사와 숀 베이커 박사에게 이 글을 빌어 감사의 마음을 전한다.

참고하면 좋은 사이트

- https://www.youtube.com/watch?v=zAYkEYwIx-U
- Carnivore Conversations: Episode 14 - Dr. Shawn Baker, MD

참고 문헌 및 사이트

- 《영양과 신체적 퇴행》, 웨스턴 프라이스, 1939년
- 《신성한 소》, 다이애나 로저스·롭 울프, 더난출판사, 2021년 7월
- 《기적의 식단》, 이영훈, 북드림, 2021년 10월
- 《발달장애 자연치료 식이요법 갭스》, 나타샤 캠벨 맥브라이드, 한솔의학, 2023년 5월
- 《생존의 물질, 맛의 정점》, 최낙언, 헬스레터, 2022년 11월
- 《영양의 비밀》, 프레드 프로벤자, 브론스테인, 2022년 6월
- 《우리는 왜 전통 음식을 먹어야 하는가》, 캐서린 섀너핸·루크 섀너핸, 에코리브르, 2014년 7월
- 《채식의 배신》, 리어 키스, 부키, 2013년 2월
- 《플랜트 패러독스》, 스티븐 R 건드리, 쌤앤파커스, 2018년 6월
- 《ADHD 우울증 치매 이렇게 고쳐라》, 하이먼 마크, 정말중요한, 2023년 7월
- 《다이어트 사이언스(2022)》, 린체인저스, 2023년 3월
- 《의사에게 살해당하지 않는 47가지 방법》, 곤도 마코토, 2024년
- 웨스턴 프라이스 홈페이지 https://www.westonaprice.org/
- 닥터 킬츠 홈페이지 https://www.doctorkiltz.com/
- 카니비비안 홈페이지 https://www.carnivorevivien.com/
- 주호네 건강 정보 스크랩 블로그 https://blog.naver.com/bubusagidan2
- 건강한 편식 블로그 https://blog.naver.com/gujoon
- 저탄고지 라이프스타일 카페 https://cafe.naver.com/lchfkorea
- 닥터쓰리 유튜브 www.youtube.com/@doctor333

채식의 배반, 육식의 기적

육식 혁명 카니보어

초판 1쇄 인쇄 _ 2024년 11월 20일
초판 1쇄 발행 _ 2024년 12월 5일

지은이 _이소미 · 김근형
감수자 _이영훈

펴낸곳 _ 바이북스
펴낸이 _ 윤옥초
책임 편집 _ 김태윤
책임 디자인 _ 이민영
책임 영상 _ 고은찬

ISBN _ 979-11-5877-385-4 03510

등록 _ 2005. 7. 12 | 제 313-2005-000148호

서울시 영등포구 선유로49길 23 아이에스비즈타워2차 1005호
편집 02)333-0812 | 마케팅 02)333-9918 | 팩스 02)333-9960
이메일 bybooks85@gmail.com
블로그 https://blog.naver.com/bybooks85

책값은 뒤표지에 있습니다.
책으로 독자의 성장을 돕고 아름다운 세상을 만듭니다. ― 바이북스

미래를 함께 꿈꿀 작가님의 참신한 아이디어나 원고를 기다립니다.
이메일로 접수한 원고는 검토 후 연락드리겠습니다.